TIC CONVULSIF DES ENFANTS
PARAMYOCLONUS MULTIPLEX
ET
CHORÉE ÉLECTRIQUE

ÉTUDE CRITIQUE ET COMPARATIVE

PAR

CASIMIR JANOWICZ

Docteur en Médecine
de la Faculté de Paris

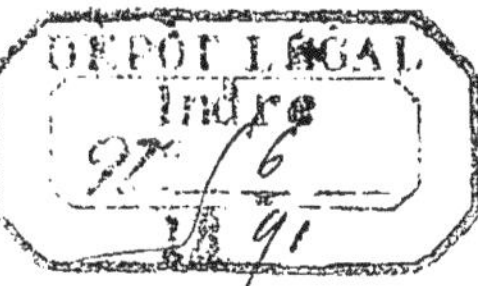

PARIS

IMPRIMERIE DE LA FACULTÉ DE MÉDECINE

HENRI JOUVE

15, RUE RACINE, 15

—

1891

TIC CONVULSIF DES ENFANTS

PARAMYOCLONUS MULTIPLEX ET CHORÉE ÉLECTRIQUE

ÉTUDE CRITIQUE ET COMPARATIVE

PAR

CASIMIR JANOWICZ

Docteur en médecine
De la Faculté de Paris

PARIS

IMPRIMERIE DE LA FACULTÉ DE MÉDECINE

HENRI JOUVE

15, RUE RACINE, 15

1891

A MES PARENTS

A MES AMIS

TIC CONVULSIF DES ENFANTS

PARAMYOCLONUS MULTIPLEX ET CHORÉE ÉLECTRIQUE

ÉTUDE CRITIQUE ET COMPARATIVE

INTRODUCTION

C'est l'observation de deux cas cliniques qui a été le point de départ de ce modeste travail. Nos cas tout simples qu'ils paraissent être au premier abord ne le sont pas à un examen plus minutieux et plus approfondi. Si on a présent à l'esprit tous les états morbides analogues et si on voit que les symptômes qu'on observe dans un cas particulier ne sont pas propres à ce dernier, mais bien à plusieurs affections différentes, on commence à avoir des doutes qui ne peuvent être tranchés que par la discussion et la comparaison des maladies parmi lesquelles le diagnostic doit être fait.

L'affection convulsive dont nos malades ont été atteints se prêtait aux considérations que nous developpons ici.

En effet nous avons eu à faire dans nos cas à des spasmes musculaires qui à eux seuls constituai nt toute la maladie. Il a été très facile d'écarter du premier examen certaines affections convulsives qui par tout leur ensemble symptomatologique n'ont pas pas permis de faire une confusion. Mais il en est resté quelques unes dont l'élimination a présenté beaucoup de difficultés. Dans nos cas particuliers nous avons pu hésiter entre trois affections dont l'étude fait l'objet de ce travail, à savoir : *tic convulsif*, *chorée électrique* et *paramyoclonus multiplex*. Bien que nous sommes arrivés à diagnostiquer nos cas comme appartenant aux tics convulsifs, nous avons cru intéressant de donner la signification de cet état morbide nommé tic convulsif et de le comparer aux états analogues appelés chorée électrique et paramyoclonus multiplex.

Nous avons choisi le tic convulsif comme terme de comparaison.

Ayant à parler de trois affections, notre travail se divise naturellement en tant de parties.

Dans la première nous nous occuperons du tic convulsif. Après l'avoir décrit nous comparerons le petit tic convulsif avec « la maladie des tics convulsifs ». En nous basant sur les observations publiées à notre connaissance nous donnerons quelques considérations précédées d'analyse des faits.

Ces conclusions nous serviront de trait d'union entre la première et la deuxième partie qui est consacrée à l'étude du paramyoclonus multiplex et en particulier à son diagnostic différentiel avec le tic. Nous avons cru nécessaire de compléter cette partie par des observations des différents auteurs qui ont été choisies comme tant de types de cas publiés sous le nom de paramyoclonus de Friederich. Le groupement de ces cas nous a permis d'arriver à certaines conclusions qui terminent cette partie.

Dans la troisième il est question de « chorée électrique » de sa symptomatologie, de son diagnostic différentiel avec le tic et de la place que doivent occuper au point de vue nosologique les cas rattachés à la soi-disant « chorée électrique ».

Enfin nous terminons ce travail par quelques considérations générales sur les caractères de nos affections, sur leur étiologie et pathogénie et leurs liens de parenté.

Toute cette étude nous a entraîné dans le domaine des questions délicates et discutables de la neuropathologie. C'est la nature et le caractère de la question qui excuseront devant le lecteur tous les défauts de notre travail qui sont d'autant plus nombreux que les avis sont plus divers et que le dernier mot n'est pas encore dit là-dessus.

Les faits intéressants que nous rapportons dans ce travail ont été puisés dans l'excellent service de M. le professeur Grancher. Nous saisissons l'occasion pour l'en remercier et prions l'éminent maître de croire à notre profonde gratitude pour l'honneur qu'il nous fait en acceptant la présidence de cette thèse.

Nous exprimons notre sincère reconnaissance à M. le

docteur Martin de Gimard, chef de clinique de la Faculté, pour l'intérêt qu'il nous a témoigné au cours de ce travail et la bienveillance qu'il n'a pas cessé de nous prodiguer.

PREMIÈRE PARTIE
TICS CONVULSIFS

CHAPITRE PREMIER

DÉFINITION. — HISTORIQUE. — SYMPTOMES

« Mouvement convulsif local et habituel, contraction de certains muscles et en particulier de quelques-uns de ceux du visage ». Voilà la définition que donne au tic Littré dans son *Dictionnaire de la langue française.* Et en effet, pendant longtemps les médecins ne considéraient sous le nom du *tic* que les spasmes musculaires dans le domaine du facial et comprenaient sous la même dénomination le syndrome convulsif ayant son origine dans des lésions organiques centrales ou périphériques. Mais peu à peu on est arrivé à mettre à part ce dernier syndrome et en même temps, on a reconnu que non seulement la face peut être le siège des convulsions musculaires mais bien aussi toute autre partie du corps. Trousseau en 1868, dans ses cliniques médicales de l'Hôtel-Dieu, a mis ce fait en évidence et avec sa grande

clarté d'observateur et de clinicien, il a montré les liens
de parenté entre les tics vulgaires et ces phénomènes
d'ordre psychique appelés plus tard par M. Charcot les
tics des idées. Tout en élargissant le sens du mot tic, il
convient néanmoins, de mettre de côté, ce que M. Letulle
appela *les tics coordonnés* à savoir : les actions et les
gestes involontaires se répétant chez le même individu
avec une fréquence insolite, sans qu'il le sache et s'en
rende compte. Ces tics sont plutôt des habitudes vicieu-
ses, qu'on voit à chaque pas : telle personne tiraille
automatiquement sa barbe ou sa moustache, telle autre
ne commence jamais une phrase sans passer rapidement la main sur ses lèvres, une troisième tire son inter-
locuteur par le bouton, etc. « Tout individu, dit M. Letulle, possède à l'état normal les éléments générateurs
d'un tic coordonné. »

En éliminant donc les tics coordonnés de l'affection
qui nous occupe, ainsi que les spasmes musculaires
d'origine organique nons arrivons à la définition for-
mulée par M. Guinon que voici : « Le tic est un mouvement convulsif, habituel et conscient, résultant de la
contraction involontaire d'un ou de plusieurs muscles
du corps et reproduisant le plus souvent mais d'une
façon intempestive quelque geste réflexe ou automa-
tique de la vie ordinaire ». Si on joint à ces troubles du
mouvement caractérisant le tic convulsif simple, les
troubles psychiques connus sous les noms d'écholalie,
de coprolalie, d'échohinésie et des idées fixes, on arri-
vera à la conception de la maladie magistralement

décrite pour la première fois en 1885, par M. Gilles de la Tourette, complétée ensuite par M. Guinon et définitivement baptisée par M. Charcot, du nom de *Maladie des tics convulsifs* en 1886 [1]. Depuis cette époque quelques travaux ont été publiés sur la maladie en question, et parmi les auteurs qui s'en sont occupé nous citerons : MM. Descroizilles, Grasset, Chauvreau, Catron, Crose, de Rause, etc.

Symptômes

Dans une des ses magistrales leçons de Polyclinique M. Charcot disait : « J'appelais votre attention sur ce que j'appelle volontiers le grand tic convulsif par opposition au petit tic convulsif au tic vulgaire et je relevais qu'entre ces deux formes il n'y a pas, tant s'en faut, un abîme. La différence, en effet, est seulement dans ce degré d'intensité et de généralisation des troubles moteurs. Aussi ; il se peut faire qu'un individu qui, dans l'enfance, n'a eu que des tics légers, les voit empirer dans un âge plus avancé au point qu'ils arrivent à constituer une infirmité détestable. De plus les modifications psychiques..... se rencontrent à peu près également dans ces deux formes. »

On peut donc considérer ces deux formes, et les observations le prouvent, comme les différentes phases d'une seule affection. Le grand tic convulsif débute toujours par le tic vulgaire de la face et des membres, sans aucun des

1. Voir la *Bibliographie.*

troubles psychiques qui n'apparaissent qu'à l'âge adulte.
« Dans sa plus grande bénignité. dit M. Guinon, elle (la
mal. de tics conv.) n'est caractérisée que par les tics
proprement dits, c'est-a-dire par les grimaces de la face
ou les mouvements involontaires des membres. »

Tout en considérant le tic convulsif vulgaire comme
la première période de la maladie des tics convulsifs,
j'aurai en vue surtout le tic convulsif vulgaire tel qu'il se
rencontre chez les enfants. Le début de cette affection est
ordinairement lent et insidieux. Vers l'âge de 8 à 15 ans
l'enfant commence à faire des grimaces ou des mouvements, toujours à peu près les mêmes qui, finissent par
attirer l'attention des parents et provoquer les observations et mêmes des corrections de leur part, les parents
croyant que c'est *exprès* que l'enfant fait ces grimaces.
Les spasmes musculaires, dont nous parlons, occupent
ordinairement la face et alors donnent lieu au clignotement d'yeux ou bien au tiraillement de la commissure
des lèvres ou de l'aile du nez, au froncement du front etc.
Mais. il n'est pas exceptionnel que les muscles des bras,
du cou, ou des membres inférieurs soient pris. Et alors
le petit malade est agité des mouvements de soulèvement
d'une ou des deux épaules qui peut être accompagné de
flexion et d'extension alternative du bras ; c'est la tête remuant sans cesse en exécutant les mouvements latéraux,
ou les mouvements alternatifs d'extension et de flexion
du cou, qui donnent au malade l'air de saluer. Enfin les
membres inférieurs peuvent être pris, et ordinairement
c'est le membre tout entier qui est agité des mouvements

convulsifs. Les secousses ne se limitent pas à des groupes musculaires, ayant une fonction déterminée (ex. les
muscles fléchisseurs) en épargnant leurs antagonistes
(les extenseurs) mais au contraire elles portent sur l'ensemble des muscles du membre. Le malade dans ce cas
en marchant tout d'un coup s'arrête, et fait quelques
mouvements de saut soit sur place soit en progression;
il frappe du pied, se relève et se baisse.

Quelquefois pendant la marche, le malade s'arrête
brusquement et fait une série de mouvements de recul.
Au repos, les secousses sont moins fortes, et quand elles
existent, elles sont dues à l'extension rapide de la jambe
et de la légère flexion de la cuisse sur le bassin. Au sommeil elles cessent habituellement. Le caractère très important des mouvements que nous analysons, consiste
en ce qu'ils sont « systématiques ». « Veuillez remarquer,
Messieurs, dit M. Charcot dans une de ses remarquables
leçons de policlinique que les mouvements des tiqueurs
quelque complexes, bizarres qu'ils soient, ne sont pas
toujours comme on le croit, trop souvent, déréglés, incoordonnés, contradictoires au premier chef. Ils sont en
général, au contraire, *systématisés*, en ce sens qu'ils re-
paraissent toujours les mêmes chez un sujet et de plus,
fort souvent au moins, en les exagérant cependant, ils
reproduisent certains mouvements automatiques d'ordre physiologique appliqués à un but. » Les mouvements
qu'on voyait chez le malade présenté par M. Charcot ont
été comparés par lui aux mouvements « de défense que
prennent souvent les écoliers menacés de recevoir un

soufflet », et le soubresaut du membre inférieur chez le même malade simulait « le mouvement de surprise que déterminerait p. ex. le bruit inattendu d'une explosion ». Ailleurs, M. Charcot s'exprimait ainsi : « le mouvement complexe du tic n'est pas absurde en soi : il est absurde, illogique parce qu'il s'opère hors de propos, sans motif apparent. » Ces mouvements ne sont jamais douloureux.

Par ordre de fréquence ce sont les muscles de la face et en particulier ceux qui président à l'occlusion des paupières qui sont le plus fréquemment atteints. Les membres inférieurs sont plus rarement le siège des mouvements convulsifs involontaires.

Ces mouvements, abstraction faite du siège, s'ils ne prennent pas un seul membre, la moitié de la face, etc. ils sont au moins plus marqués d'un côté que de l'autre. Les secousses, dont nous parlons, ne sont jamais uniques, mais au contraire, ils se font par séries en formant les accès séparés par des intervalles plus ou moins longs.

Il est difficile de préciser le nombre de secousses par minute, on peut dire très approximativement qu'une série se compose de 4, 5, 6 secousses et qu'à mesure que la maladie tend à l'amélioration les secousses diminuent de nombre et intensité, qui est elle aussi très varia. ble. Les secousses donc ne sont pas continues, quelquefois quand elles sont généralisées, elles se succèdent de sorte que par exemple, on voit d'abord la secousse isolée de la face, ensuite le mouvement latéral du cou et

1. Leçons du mardi 1888 1889, p. 14 et 464.

enfin le soulèvement de l'épaule et ainsi de suite. Les secousses se produisent avec une très grande rapidité et la
soudaineté, qu'on ne saura jamais prévoir. M. Charcot
en parlant de cette affection dit que c'est avec une rapidité électrique que les secousses en question apparaissent. Les mouvements volontaires ne sont pas influencés
par les secousses involontaires et les malades peuvent
exécuter même des travaux assez fins, tant que la fréquence des secousses n'est pas trop grande. La volonté
quelquefois peut arrêter ou diminuer les secousses,
mais quelquefois aussi les efforts de la volonté ainsi que
les émotions, le sentiment d'être observé, etc., ne fait
qu'augmenter le phénomène. Il nous semble, d'après ce
que nous avons observé, que les excitations artificielles
peuvent provoquer l'accès. En percutant le grand pectoral, nous les avons vu se produire. Mais peut-être fau-
drait-il aussi tenir compte de l'émotion qu'éprouvait le
malade au simple examen médical.

Au point de vue de l'état général de l'organisme il
n'y a rien à signaler. Toutes les fonctions se font ordinairement bien. L'intelligence est entièrement conservée, mais le moral peut-être quelquefois touché, le malade se souciant de l'infirmité dont il a toute conscience.

Au point de vue *du caractère* il arrive ceci de particulier que les malades sont volontaires et capricieux, se fâ-
chent et s'emportent facilement et fuient la société. Malgré toute leur intelligence, les enfants n'apprennent pas
bien à l'école, ils ne peuvent se concentrer sur un sujet
donné, ils ont fréquemment à côté du tic des mouve-

ments, le tic de la pensée qui saute — pour ainsi dire — d'un sujet à l'autre. La mémoire est très bien conservée.

Aux symptômes que nous avons décrits s'associent quelquefois, même assez souvent, les phénomènes psychiques, connus sous le nom de coprolalie, écholalie et idées fixes, dont nous ne parlons que pour mémoire, puisqu'ils ne se montrent qu'à l'âge adulte et nous ne nous occupons de l'affection que telle, quelle se présente chez l'enfant.

La marche de l'affection est souvent progressive ; on voit fréquemment des remittences durant des mois et des années. A l'âge de 6 ans, par exemple l'enfant est pris du tic de la face qui au bout d'un an disparait, mais pour donner lieu quelques temps après au tic des membres etc. Mais si la maladie tend à la guérison plus ou moins durable, les secousses diminuent comme intensité et comme nombre, et quelquefois, surtout chez les enfants, au bout de quelques semaines, d'un mois elles disparaissent complètement, ou bien l'enfant qui a été tiqueur vulgaire, arrivé à l'âge adulte devient le porteur du grand tic avec tous ses accessoires psychiques.

CHAPITRE II

OBSERVATION I (Personnelle.)

(Service de M. le professeur Grancher)

Tic convulsif simple.

François L..., âgé de 14 ans, entre à l'hôpital le 7 avril 1891. Sa mère est bien portante, elle n'a jamais eu de maladies nerveuses. Son père, qui fait l'état de chauffeur dans une fabrique, est alcoolique. D'après les paroles de sa femme, il rentre souvent chez lui en état d'ivresse et alors il a de terribles accès de colère qui vont jusqu'à la perte de connaissance. Deux frères sont morts en bas-âge de diphtaérie. Notre malade a eu également à l'âge de trois ans la diphtérie qui dura un mois, sans accidents consécutifs. Il y a un an, il a eu la fièvre thyphoïde dont il n'a guéri qu'au bout de trois mois.

A l'âge de 5 ans, on l'a mis à l'école communale de la campagne. Il y allait deux fois par semaine, les autres jours on le gardait à la maison. A l'école il n'apprenait pas bien, il n'eut qu'un seul prix et le maître d'école était d'avis que ses facultés intellectuelles ne lui permettaient pas d'apprendre grand'chose. L'enfant avoue lui-même être paresseux pour le travail intellectuel et distrait; il ne peut pas se concentrer sur un point quelconque. D'après le dire du personnel du service, il est gourmand et méchant, et n'obéit pas beaucoup; depuis six mois il travaille à la savonnerie douze heures par jour. Il est assidu à ce travail et son patron en est content.

Garçon bien conformé, de taille moyenne, sa peau est blanche et fine, sillonnée des veines sous-cutanées. La musculature est bien développée. Pas d'atrophie ni d'hypertrophie. La région occipitale du crâne est fort développée, le facies ne présente rien de particulier à noter. Le regard est vif et assez intelligent. Les gencives sont fongueuses, bleuâtres et saignent surtout le matin (à la savonnerie où il travaille on se sert de couleurs). La bouche est légèrement ouverte, il ne respire pas bien par le nez et la nuit il ne peut pas dormir la bouche fermée. Il s'essoufle facilement. Il a une petite toux le matin et très souvent la sensation de la sécheresse à la gorge.

Sa maladie actuelle date depuis trois mois. Mais il faut remarquer qu'il y a trois ans notre malade a eu le *tic* facial qui consistait en clignotements des yeux, soulèvement convulsif des ailes du nez et tiraillement de la commissure de la bouche, surtout d'un côté. Ce tic a été exactement limité à la face et au cou, le tronc et les membres ont été épargnés. Il a duré un an, au bout duquel les convulsions ont disparu complètement.

Cette fois-ci le fut était brusque, rien ne le faisant prévoir. Après une nuit qui s'est très bien passée, l'enfant a ressenti tout d'un coup le matin en mangeant des sursauts dans ces jambes et les parents ont été étonnés de le voir remuer d'une façon bizarre et sauter sur sa chaise. Il continua à travailler tout de même. C'est lorsque le malade marchait que les tics se produisaient avec plus de force, mais ils ne cessaient jamais; au repos et même au lit, il en était affecté. La marche pourtant était possible. Seulement en marchant, il s'arrêtait tout d'un coup et les secousses musculaires des jambes lui faisaient exécuter involontairement une série des mouvements de recul, une série de petits pas qu'on pourrait peut être comparer grossièrement au phénomène de rétropulsion observé chez les individus atteints de paralysie agitante. Ces mouvements étaient très rapides. Au lit le malade était secoué par des spasmes des muscles des cuisses et des mollets; ces spasmes se produisaient sous forme d'accès aux intervalles très rapprochés. Durant un mois, les phénomènes convulsifs dont nous parlons devenaient de plus en plus marqués, la force des secousses croissait et leur nombre augmentait. Poürtant un jour, sans que le malade s'en rende compte, tout s'arrêta. Mais huit jours après cette rémission les secousses reparurent, en se localisant cette fois dans les membres inférieurs, le cou et la tête. C'est surtout le côté gauche du corps qui a été pris. Les secousses étaient brusques, instantanées et comparables à celles que produit une décharge électrique. Elles se montraient en séries composées de quatre, six secousses. Les intervalles diminuaient de durée à mesure que la maladie tendait à la guérison. Ses secousses n'ont jamais été douloureuses et le malade en eut la conscience entière.

Les mouvements involontaires qu'exécute notre malade consistent en 1° soulévement brusque des épaules 2° mouvement latéral de la tête, laquelle se porte à gauche sous l'influence de contraction brusque et violente du m-sterno-cleido-mastoïdien dont la saillie se dessine nettement sous la peau, 3° mouvement des bras qui frappent convulsivement coñtre les parties latérales du thorax ; ces mouvements se communiquent aux avant-bras en leur imprimant le mouvement de pronation légère ; quant aux doigts ils n'en sont pas influencés et ne sont point agités de convulsions comme cela arrive dans la chorée. Les membres inférieurs ne sont presque pas touchés et ce n'est qu'une fois à l'hôpital que nous avons observé ce mouvement de retropulsion, dont nous parlons plus haut. Du côté de la face on voit le clignotement des yeux.

Les mouvements qui se produisent avec la plus grande fréquence sont ceux des épaules ou plutôt de l'épaule gauche, qui simulent la surprise. A ces mouvements s'associe quelquefois le déplacement latéral de la tête (cela arrive surtout lorsque le sujet est émotionné etc.) en donnant au malade l'air de se défendre.

Le malade pouvait bien manger, s'habiller etc. les mouvements volontaires n'étant pas entravés par des secousses. Nous avons vu que deux ou trois fois les efforts de la volonté ont permis au malade d'arrêter les secousses. Mais après cet arrêt momentané elles se produisent avec plus de force que de coutume.

A côté des secousses qui prennent toute la masse du muscle, nous avons aussi observé des secousses vives comme fibrillaires qui se montraient à la percussion d'un muscle. C'est surtout en percutant le pectoral gauche qu'on a pu observer ce phenomène qui rappellait le myoidème. La percussion, le placement étaient capables de provoquer des secousses suivies de déplacement que nous avons décrits.

Quand à la sensibilité cutanée elle parait être normale sauf une plaque de deux centimètres carrès près du mamelon qui présente une légère anesthésie. Mais la pression à cet endroit ainsi qu'au niveau des testicules et de l'hypogastre ne donne lieu à aucun phénomène particulier. Pas de point douloureux. Les réflexes patellaires sont un peu exagerés surtout celui à gauche. Rien au cœur.

Au bout de quelques semaines l'affection convulsive dont le malade était atteint s'est notablement améliorée ; les accès convulsifs devenaient de plus en plus rares et diminuaient comme intensité et nombre de secousses. Le malade suivait le traitement tonique. Après un mois de séjour à l'hôpital il quitte le service presque complétement guéri.

Observation II (personnelle.)

(Service de M. le professeur Grancher)

Tic convulsif simple

Il s'agit d'un garçon de 8 ans qui se présente à la consultation de M. Grancher le 18 mai. Ses parents sont bien portants ; nous ne trouvons pas d'antécédents nerveux dans la famille. L'enfant a eu à l'âge de un an le faux croup. A l'âge de deux ans il tomba dans le feu par suite d'accident ; il s'est fait des brûlures sur les diverses parties du corps, mais elles ont guéri en peu de temps.

Néanmoins des cicatrices sur le cuir chevelu sont encore visibles. En outre la tête présente des dépressions, la disparition des fontanelles se fit tardivement, à l'âge de trois ans.

L'enfant est généralement bien portant. Il est intelligent et peut travailler plusieurs heures de suite.

Le début de la maladie remontant au mois de septembre été insidieux et la cause déterminante nous échappe totalement. La face fut prise la première des spasmes convulsifs involontaires. Ces derniers consistaient en contractions brusques des constricteurs de deux paupières : ce qui produisait le clignotement des yeux. Un peu plus tard les convulsions se propagèrent à la tête en donnant lieu aux mouvements latéraux. Cet état inquiétait peu les parents ; il dura trois mois. Pendant quelques mois absence presque complète des phénomènes convulsifs. Mais il y a quelques semaines ils apparurent de nouveau. Actuellement on constate des mouvements involontaires de la face se présentant sous forme de clignotement des paupières surtout prononcé à gauche. La tête est agitée des mouvements alternatifs de flexion et d'extension qui donnent au malade l'air de saluer. Ces mouvements sont rarement isolés, ils arrivent par accès composés de quelques secousses rapides, brusques et instantanées. Les accès laissent entre eux des intervalles plus ou moins longs dont la durée n'est pas toujours la même. Pendant le temps que nous regardions le malade il eut plusieurs accès : les intervalles duraient quelques secondes de à 3 ou 4 minutes ; à côté du clignotement des yeux et des mouvements de la tête l'enfant présente en même temps des secousses du bras gauche, moins souvent des deux membres supérieurs. Il soulève alors les épaules et porte les coudes en dehors et en haut. Les secousses ne se propagent pas aux muscles des mains. Les mouvements présentent cette particularité de ne pas coïncider, mais se succéder ; en ce sens que pendant deux semaines c'est la tête qui en est le siège, et deux semaines plus tard ils envahissent les membres etc. Ces mouvements se voient surtout après les efforts et la fatigue : tout ce qui réclame l'activité musculaire, comme par exemple la marche prolongée, ou travail intellectuel comme les leçons, tout les exalte les mouvements volontaires ne sont pas influencés pourtant par les secousses : l'enfant peut très bien par exemple porter le verre à sa bouche sans répandre une goutte de liquide. Quant à l'action suspensive de la volonté elle n'a pas été très nette.

La sensibilité générale est parfaitement conservée. Les réflexes patellaires sont normaux. Le réflexe pharyngé parait être un peu diminué. Pas de douleur au niveau de la colonne vertébrale ni ailleurs. Pas de troubles digestifs ni circulatoires. Le cœur est sain.

Au point de vue du caractère, c'est un enfant capricieux et émotif. Il se met facilement en colère, il est contrarié pour un rien. Il est énervé et agité après chaque leçon. Il apprend à jouer du piano, ce dont il rêve la nuit. Ce sont surtout les leçons de musique qui l'excitent et provoquent les spasmes musculaires, que nous avons déjà décrits.

Le traitement tonique a été institué. Nous n'avons plus revu notre malade.

OBSERVATION III (de Gilles de la Tourette).

Tic convulsif simple.

Ch... quatorze ans, né en août 1870 au Havre qu'il a toujours habité. Il ne semble pas y avoir d'antécédents héréditaires dans la lignée du père, qui après avoir tenu une maison d'épicerie est aujourd'hui rentier. Ses grands parents maternels, ne présentaient rien de particulier. La mère grande, blonde, apathique, perdit en 1867 un enfant d'une affection aiguë qui dura seulement quatre ou cinq jours. Elle en éprouva un violent chagrin, et peu à peu devint démente. Pendant près de deux ans elle eut une folie douce, avait la monomanie de fleurs jouait à la petite fille, etc. Elle s'est rétablie peu à peu.

L'enfant qu'elle mit au monde en 1870 quoique assez chétif

pendant les premières années, n'a jamais fait de maladies sérieuses. De bonne heure on lui fit prendre des leçons de gymnastique à laquelle il ne tarde pas à s'addonner avec passion.

En 1878 les parents s'aperçurent qu'il faisait des grimaces, il avait une série de tics de la face auxquels on ne fit pas attention tout d'abord. Peu à peu ces mouvements incoordonnés se généralisèrent, ils envahirent les bras, les jambes des deux côtés, l'enfant faisait des contorsions bizarres, pliait les genoux, sautait sur place.

Quelquefois il ouvrait et fermait la bouche avec assez de force et de précipitation pour que la lèvre inférieure fut mordue jusqu'au sang.

Tous les traitements furent essayés et échouèrent; en 1883 les parents vinrent consulter M. Charcot. Nous voyons Ch. au Havre, le 12 juillet 1884. C'est un enfant assez grand pour son âge, pâle et anémique, qui reproduit très bien la physionomie de sa mère. Il est intelligent et répond nettement à toutes nos questions. Jamais, paraît-il, il n'a poussé de cris ni dit pendant ses contorsions de mots orduriers. Pendant que nous l'examinons, il cligne les yeux en même temps que le bras droit se porte à plusieurs reprises rapidement en pronation.

Ces mouvements ont du reste beaucoup diminué, surtout en intensité.

L'examen du cœur et des autres viscères ne nous revèle rien de particulier ; la sensibilité générale et spéciale est conservée.

OBSERVATION IV (De Gilles de la Tourette.)

(La première partie a été recueillie par M. P. Marie, chef de clinique de M. Charcot.)

(Résumée)

Maladie des tics convulsifs.

S. J..., né le 4 juillet 1864, au Hâvre, employé comptable dans un bureau des ponts-et-chaussées. Père bien portant ; la mère a des antécédents tuberculeux. Il est impossible de relever d'antécédents nerveux, syphilitiques ou alcooliques chez les parents qui sont des petits commerçants rangés.

S... n'a jamais été malade pendant son enfance ; il était très intelligent et remportait tous les prix de sa classe. La dernière année il a eu le prix d'honneur ; à ce moment (juillet 1890) son professeur remarqua que l'épaule et le bras droits étaient de temps en temps soulevés par de petits mouvements brusques et involontaires. Peu de temps après il entra dans un bureau et put écrire malgré ces mouvements jusqu'au mois de janvier 1881, époque à laquelle il dut interrompre tout travail. Les mouvements tendaient à se généraliser ; ils avaient envahi la jambe droite et ce ne fût que vers le mois de juin (1881) que le côté gauche fut pris à son tour.

Vers le mois de janvier de cette année, était apparu un autre ordre de phénomènes : involontairement et conjointement avec ses mouvements S... poussait un léger cri d'abord inarticulé, sorte de *hein* ou de *ouah* émis assez haut pour être parfaitement entendu par les personnes environnantes. L'hydrothérapie sans aucune amélioration.

En octobre 1882, il entre à la Salpêtrière dans le service de M. Charcot. A cette époque il présentait l'état suivant: 17 ans, grand, assez maigre, santé générale excellente. Caractère doux et timide. Léger souffle anémique à la base.

S... exécute une série de mouvements tout particuliers, localisés et généralisés se produisant tantôt d'un seul côté tantôt des deux côtés à la fois. Ces mouvements sont rapides : à la tête ils occupent les muscles du front, épicraniens, du pavillon de l'oreille, de la commissure de la bouche qui est rapidement tirée en haut et en dehors ; le malade exécute une série de grimaces auxquelles ni les yeux ni la langue ne prennent aucune part. A ces grimaces s'associent le plus souvent des mouvements très rapides de balancement et d'élévation des bras, de même que simultanément les jambes, surtout la droite se fléchissent et se

redressent alternativement, le pied droit venant frapper le so.
avec force.

Au moment de la crise de cet ensemble convulsif le malade
pousse un cri rauque et inarticulé. Le sommeil qui est bon, fait
cesser complètement tous ces phénomènes. Il ne se passe jamais
un jour ni une demi-heure sans qu'ils ne se montrent.

L'examen suivi et plus approfondi à l'hôpital a permis de constater que le cri que poussait S... prenait dans certaines circonstances un caractère tout spécial : bien que le *hein*, *ouah* existait
toujours, le malade se faisait maintenant l'écho fidèle des paroles
et des phrases brèves qu'il entendait prononcer : « Voilà M. Charcot ». Charcot répétait-il immédiatement, en exagérant ces mouvements habituels. Et, il ajoutait : « Ah ! voilà M. Charcot,
M. Charcot, M. Charcot » : le tout accompagné de grimaces et de
contorsions. En dehors de ces sortes de suggestions *nominales*
pour ainsi dire, traduites à haute voix et sans que le malade put
s'en empêcher, il existait des suggestions *idéatives*. Un jour, S...,
entendit le directeur de l'hospice dire à une concierge qu'elle ne
veillait pas suffisamment à son service : aussitôt, tout en faisant
des contorsions, il répéta tout haut : « Ah ! la *vache* ne fait pas
son service, son service... »

Nous insistons sur cette dénomination ordurière, car chez S...,
ce caractère ordurier du mot ou de la phrase qui accompagnent
les gestes est constant. Lorsque le malade n'a pas été frappé par
un mot ou par un fait qu'il peut traduire par le langage il accom-
pagne souvent ses contorsions du mot de Cambronne et cela
devant n'importe quel auditoire. De même il exprime une idée
ordurière d'une façon ordurière : M. X... rentre dans la salle :
« Ah ! le voilà ce vieux c... le père X... ce vieux c...! » Le tout
prononcé rapidement et devant une personne pour laquelle il
doit et a le plus grand respect. Une dame rentre dans la salle :
« Ah! la vache, je la... elle doit avoir, etc., » deux ou trois phrases des plus ordurières, dites avec un accompagnement exagéré
des tics. Les gestes ne présentent rien d'ordurier. S. était encore

forcé d'*imiter* par ses gestes de même qu'il *imitait* en répétant les mots, qu'il entendait dire, mais dans des circonstances peut être plus limitées. S... était dans la cour : X. venait vers lui. « Ah ! ah ! X..., X... » et puis il répéta deux fois son mot de prédilection, en levant les bras en l'air et les abaissant et levant en même temps assez haut la jambe droite.

Le 1ᵉʳ juillet 1883 le malade fût rendu à sa famille. Un an après M. Gilles de la Tourette l'a revu au Hâvre. Il a pu constater que le malade a perdu l'habitude de prononcer des mots orduriers, mais il est encore écholalique. Il n'existe plus que des mouvements limités du membre supérieur droit ; les orbiculaires des deux yeux rentrent également en action rapide.

Bien que l'amélioration soit considérable il n'a encore pu reprendre son emploi. L'état général est excellent.

CHAPITRE III

ANALYSE DES OBSERVATIONS. — GRAND ET PETIT TIC CONVULSIFS. — QUELQUES CONCLUSIONS

Après avoir relaté quatre observations dont deux nous sont personnelles et dans la dernière un cas type de la maladie des tics convulsifs nous ne pouvons pas nous dispenser de passer également en revue toutes les observations qui ont été publiées relativement au sujet qui nous occupe, pour en tirer certaines conclusions.

Le bagage clinique qui concerne notre affection a été rassemblé par M. Catrou dans sa thèse sur « la maladie des tics convulsifs. » Il remonte à 45 cas, (des grands et des petits tics) observés presque tous à la Salpétrière surtout par M. Gilles de la Tourette. Il faut y joindre une nouvelle observation due à M. Grasset, ainsi que nos deux cas personnels recueillis dans le service de M. le professeur Grancher.

L'analyse de ces observations montre que le tic apparaissait toujours en bas âge, à partir de 2 à 12 ans, une fois seulement à l'âge de 16 ans et 3 fois à 14 ans ; mais le plus ordinairement de 6 à 10 ans. Quant au sexe c'est le sexe masculin qui prédomine, puisque sur 48 cas il y a 33 hommes et 15 femmes. L'affection débute par la face 18 fois, par les membres 9 fois et dans le reste des cas, les secousses commencent indifféremment, soit en même temps par les bras et la tête, soit par les épaules et le cou, etc. ; quelquefois le clignotement des yeux présageait le grand tic, tandis que les tics des membres de la tête etc., disparaissaient ou diminuaient sans jamais donner lieu aux grands troubles psycho-pathologiques.

Les récidives, ainsi que les rémissions pendant lesquelles les malades se croient guéris s'observent dans quelques cas ; parfois la guérison a été définitive ailleurs l'état stationnaire a été noté (8 cas) mais le plus souvent c'est la marche progressive vers le grand tic qui résulte des observations analysées.

Dans 28 cas il y avait de l'hérédité nerveuse très accusée, dans 13, tous les antécédents héréditaires étaient inconnus des auteurs, dans le reste on ne trouve aucune tare héréditaire neuro-pathologique.

Quant aux secousses musculaires elles présentent toujours les mêmes caractères. Dans tous les cas elles ont été instantanées et rapides, leur localisation a été toujours fixe et en tous cas, c'est le muscle en masse qui a été atteint. Les secousses venaient par séries ; elles n'entravaient en rien les mouvements volontaires, et les efforts de la volonté les faisaient cesser ou diminuer.

Les mouvements involontaires qui en résultaient sont coordonnés et systématiques.

Mais ce qui est important à faire observer, c'est que sur 40 cas que nous connaissons, nous n'en avons trouvé que deux dans lesquels « la maladie des tics convulsifs » s'est constituée à l'âge de seize ans et encore faut-il remarquer que dans ces deux cas on ne notait que *des cris et des exclamations* sans écholalie, coprolalie et autres phénomènes psychiques. Cela veut dire que, d'après nos observations, la *vraie* maladie des tics ne se montre que plus tard, à l'âge de 16 ans, c'est-à-dire que le petit tic ne devient le grand tic qu'à l'âge adulte. Et, par contre, la même analyse fait voir que le petit tic débute toujours en bas-âge. Or, au point de vue clinique on pourrait séparer ces deux affections et appeler le petit tic, celui qui est l'apanage de l'enfance, *le tic convulsif des enfants,* en réservant le nom de « maladie des tics convulsifs » au grand tic des adultes.

Nous ne voulons pas par là nier l'opinion de M. Guinon[1], qui s'exprime ainsi à ce propos : « Les tics simples constituent à eux seuls la première période ou au moins le premier degré de la maladie qui peut se borner à cette manifestation et ne jamais aller plus loin, » mais nous croyons que, relativement au diagnostic, cette distinction est utile.

A côté de ce point pratique de la question il en existe un autre tout théorique qui donne les raisons d'être de cette distinction et conduit à admettre que « la première

1. *Rev. Méd.*, 1886, p. 50.

période, le premier degré » *doit* constituer à lui seul *toute* l'affection chez les enfants. Cette manière de voir trouverait facilement des arguments dans la psycho-pathologie.

M. Gilles de la Tourette semble reconnaître que la maladie qu'il a si bien décrite pourrait être considérée comme un trouble psychique et en particulier comme un affaiblissement de la volonté. C'est l'anéantissement de l'action inhibitoire du cerveau et la réduction de l'activité de l'individu au degré des purs réflexes qui produiraient certaines impulsions irrésistibles, comme la coprolalie, echolalie, etc. Mais il est clair que l'abolition de la force inhibitoire n'est possible que quand elle existait antérieurement. M. Ribot dans son livre sur *les Maladies de la Volonté*[1], dit : « Le nouveau-né n'est, comme l'a défini Virchow, qu'un être spinal. Son activité est purement réflexe ; elle se manifeste par une telle profusion de mouvements, que le travail de l'éducation consistera pendant longtemps à en supprimer ou en restreindre le plus grand nombre. Qu'ils (les mouvements) soient conscients ou qu'ils éveillent un rudiment de conscience, en aucun cas, ils ne représentent une activité volontaire ; ils n'expriment proprement que l'activité de l'espèce ; c'est ce qui a été acquis, organisé et créé par l'hérédité ; mais ce sont les matériaux avec lesquels la volonté sera construite. » Cette « construction » de la volonté s'accomplit à un âge plus avancé après

1. p. 5-6.

avoir passé par une étape supérieure — le *désir*, qui est propre à la vie psychique des enfants.

Ce n'est qu'au moment où l'intelligence naît qu'on acquiert une nouvelle forme d'activité dans laquelle les mouvements sont subordonnés aux idées. C'est à ce moment qu'apparait la volonté qui est d'après les paroles de M. Ribot — « le couronnement, le résultat d'un grand nombre de tendances disciplinées suivant un ordre hiérarchique, et l'espèce la plus parfaite de ce genre qui s'appelle l'activité ». Or, toutes ces propriétés psychiques et leur expression suprême — la volonté se developpant graduellement n'est constituée que chez l'adulte. L'évolution de la volonté chez chaque individu laisse supposer qu'il y a des périodes dans la vie, où elle n'existe pas du tout, d'autres où elle est primitive. La vie intellectuelle d'un enfant est relativement rudimentaire or, les maladies mentales sont l'apanage presque exclusif de l'âge adulte. De même les maladies de la volonté et les troubles psychiques qui en dérivent, comme dans l'espèce : la coprolalie (impulsion irresistible de prononcer des mots orduriers), écholalie (répéter comme un écho les phrases entendues) atteignent les adultes, puisque c'est chez eux que la volonté et la vie psychique existent au plus haut degré.

Mais en revenant au côté pratique de la question, nous répétons que la distinction du grand et du petit tic est nécessaire au point de vue du diagnostic différentiel. « Que la maladie, dit M. Gilles de la Tourette peut se borner à cette incoordination (secousses musculaires), que toujours celle-ci est première en date et que souvent elle peut pendant de longues années constituer à elle seule toute l'affection c'est un point sur lequel il est du plus haut intérêt d'insister au point de vue du diagnostic différentiel, surtout difficile pendant toute cette première periode : » c'est à dire, lorsque le tic convulsif atteint un enfant, et lorsque les secousses musculaires constituent toute l'affection. Dans ce cas on devrait faire le diagnostic avec tous les états morbides se caractérisant par des secousses musculaires choréiformes, comme chorée de Sydenham, chorée hystérique etc.

En effet, ce diagnostic est très important surtout en ce qui concerne la chorée vulgaire à cause du pronostic, mais il est relativement facile, ainsi que nous le verrons, dans le dernier chapitre de ce travail. Il n'en est pas de même lorsqu'il s'agit du paramyoclonus et de la chorée dite électrique. Là, les symptomes convulsifs de ces trois affections se confondent s'embrouillent et très souvent il est difficile de se décider à laquelle de ces maladies il faille les rapporter — ce que nous espérons démontrer en étudiant le paramyoclonus et la chorée électrique.

Après l'étude rapide que nous venons de faire nous nous croyons autorisé à poser les conclusions suivantes :

1° *La maladie des tics convulsifs* ne se voit pas chez les enfants.

2° Le tic convulsif qui frappe les enfants est un tic simple sans troubles psychiques qu'on pourrait appeler *ie tic convulsif des enfants.*

3° Le pronostic du tic convulsif des enfants sans être

grave doit néanmoins rester réservé, vu qu'il peut avec l'âge se transformer en « la maladie des tics convulsifs ».

4° Il existe une différence clinique entre ces deux formes du tic, autant que le diagnostic de la maladie des tics convulsifs et facile à faire, celui du tic convulsif des enfants se prête aux confusions avec le paramyoclonus et « la chorée électrique ».

DEUXIÈME PARTIE
PARAMYOCLONUS MULTIPLEX

CHAPITRE PREMIER

HISTORIQUE. — SYMPTOMES

La première observation de l'affection qui fait l'objet de ce chapitre est due à Friedreich (1881) et a été appelée par lui *paramyoclonus multiplex*. En France, c'est M. Marie qui l'a décrite pour la première fois. Dernièrement, à part plusieurs auteurs français et allemands, dont nous parlerons à l'instant, il faut citer le travail très complet de MM. Lemoine et Lemaire aussi que l'étude de M. Vanlair et celle de M. Farge [1].

Il n'est pas facile de décrire cette affection à cause des divergences d'opinions régnant parmi les auteurs et la grande instabilité des symptômes qu'on lui a attribués.

En effet, pour Friedreich, cette singulière affection serait caractérisée par des convulsions cloniques, des secousses involontaires, brusques et ne donnant pas lieu

[1]. Voir Bibliographie *Paramyoclon. mul.*

au déplacement du membre. Ce sont certains groupes musculaires des bras ou des membres inférieurs qui en seraient atteints, d'une façon symétrique d'où le nom de *paramyoclonus*. Mais avec les observations ultérieures le tableau symptomatologique change. M. Marie croit que la symétrie ne peut-être considérée comme un signe caractéristique, et que les spasmes musculaires peuvent produire le déplacement des membres atteints. Plus tard on a observé que les spasmes paramyocloniques n'épargnent pas forcement la tête en dépit d'affirmation de Friedreich qui considérait l'indemnité de la tête au point de vue des spasmes paramyocloniques, comme pathognomonique de son affection. Quant au caractère des secousses les observations ont montré que bien qu'elles soient plus souvent cloniques, elles pouvaient être quelquefois toniques, que leur rapidité n'a rien de constant: depuis 5-10 par minute (Marie) leur nombre peut s'élever jusqu'au 180 (Bechterew). Ces secousses peuvent être isolées, alors elles se répétent de loin en loin en laissant des intervalles plus ou moins courts, ou bien elles procédent par accès (Jaccoud), par des longues attaques intermittentes, parfois elles sont rythmiques (Zichen.)

Les mouvements qui suivent des spasmes myocloniques (le non déplacement de la partie affectée n'est pas constant) sont divers, parfois ils sont banales, ailleurs ils peuvent simuler le signe de dénégation lorsque la tête en est le siège, soit exprimer les impressions psychiques, comme le dégoût, la répulsion etc. Ces mouvements ont été considérés pendant un certain temps comme ne pouvant être modifiés par la volonté, mais les observations ultérieures (Silvestrini, Seeligmuller, etc.) prouvent que les efforts de la volonté sont capables de diminuer ou même faire cesser les mouvements myocloniques. Pour les uns le repos au lit, la position horizontale exagérerait les secousses tandis que les malades de Seeligmuller et Remak ont présenté le phénomène tout contraire. La marche elle aussi quelquefois augmente ou provoque les secousses, d'autrefois elle les diminue. Les excitations cutanées ne produisent pas toujours des secousses, Masius et Francotte ayant vu des cas dans lesquels contrairement aux faits observés par d'autres cliniciens — les pressions modéraient les secousses. Le sommeil ne les arrête pas toujours, au contraire il les augmente parfois. Dans certains cas, on a constaté l'hypérésthésie, dans d'autres la sensibilité a été tout à fait normale.

Le début est lent; quant à la durée les indications des auteurs diffèrent ici comme du reste sur tout les points de la symptomatologie du syndrome de Friedreich. La durée est très variable : quelquefois elle est très courte ; d'autrefois elle peut remonter même à 20 ans. La marche est souvent progressive quoique la guérison a été fréquemment observée. On a relaté aussi des cas de récidive survenant plusieurs fois chez le même sujet. Comme *étiologie* on a cité le traumatisme, la frayeur, le froid et l'état émotif du sujet. Comme *pathogénie* vu l'intégrité macro et microscopique du système nerveux, (autopsie de Friedreich) on attribue ce syndrome aux lésions dynamiques de l'axe cérébro-spinal.

« Le myoclonus paraît entrer dans le groupe des névroses et être sous la dépendance de la neurasthénie. » (Lemoine et Lemaire).

CHAPITRE II

PARAMYOCLONUS ET TIC CONVULSIF. DIAGNOSTIC DIFFÉRENTIEL.

Cette description sommaire de l'affection nous permet maintenant d'aborder son diagnostic différentiel avec le tic convulsif. On a vu que le paramyoclonus n'a pas de symptômes qui lui seraient propres et constants, un certain nombre d'auteurs découvrant à tout instant des nouveaux signes pathognomoniques qui sont réduits par d'autres cliniciens aux signes d'une importance tout à fait minime. Ceci semble plaider en faveur de l'opinion qui nous paraît-être la plus juste, à savoir que, le paramyoclonus de Friedreich n'est pas une entité morbide, il n'est qu'un syndrome clinique. C'est l'opinion que professe entre autres M. Farge, le professeur d'Angers.

Or, l'affection ou plutôt le syndrome assez complexe et pourtant peu caractéristique, peu déterminé dans ses modalités cliniques ne se prête pas facilement à être comparé avec le tic convulsif. Szultze [1] considérait les

[1] Cité par Bechterew, v. Bibliographie.

cas de Friedreich comme une modification de ce dernier et il était d'avis que le paramyoclonus et le tic sont deux affections du même genre. Pour M. Marie[1] il n'en est pas ainsi. Lui, en considérant le paramyoclonus comme une entité morbide veut le différencier du tic convulsif par les signes suivants : dans le paramyoclonus la face ordinairement n'est pas atteinte, elle l'est dans le tic ; les spasmes involontaires cessent dans les mouvements lorsqu'il s'agit du premier, ce qui n'arrive pas dans le second ; les mouvements quand la contraction musculaire le produit dans le paramyoclonus est banal, tandis que dans le tic il y a plus de régularité dans les contractions, il existe en outre la systématisation des mouvements qui ne sont pas illogiques. Enfin en dernier lieu. M. Marie dit que dans le paramyoclonus les secousses peuvent être provoquées artificiellement ce qui ne se voit pas dans le tic. Mais les observations plus récentes que celle de M. Marie ont montré que les signes considérés par cet auteur comme différentiels ne le sont point. Ainsi la face peut-être prise dans le paramyoclanus ; la cessation des spasmes dans les mouvements volontaires n'est pas la règle (p. ex. le cas de Seeligmuller) ; quant à la production artificielle des spasmes et l'influence des excitations, on a remarqué (Francotte et Massins) que la pression peut modérer les spasmes au lieu de les augmenter ou de les provoquer. Dans nos cas personnels du tic, nous avons observé que l'excitation de la région pectorale quelquefois, comme cela arrive sou-

1. *Progrés méd.*, 1886.

vent dans le paramyoclonus, provoquait les attaques du tic.

M. Bechterew est de l'avis de M. Marie et à son tour il tâche de trouver la ligne de démarcation entre le tic convulsif et le paramyoclonus. Pour lui la différence capitale réside en ce que « les accès dans le tic commencent par des petites secousses de plus en plus vites se portant successivement sur les différents groupes musculaires. Elles diminuent graduellement. Dans le paramyoclonus il y a une explosion des secousses agitant à la fois les muscles antagonistes. » En analysant les observations relatives à ce sujet, nous n'avons rien trouvé qui puisse ressembler au phénomène dont parle M. Bechterew et c'est à peine que nous pouvons comprendre l'action simultanée des deux muscles antagonistes ; s'il y en avait une, le mouvement même le plus bizarre, le moins physiologique pour ainsi dire ne pourrait point avoir lieu Quant aux contractions toniques observées par le même auteur dans son cas de paramyoclonus elles ne peuvent non plus être un élément sérieux de diagnostic différentiel avec le tic, puisque ce phénomène peut se voir dans cette dernière affection. Nous en dirons autant d'augmentation des réflexes, les tiqueurs les ayant quelquefois augmentés (notre cas) MM. Lemoine et Lemaire à propos du sujet que nous traitons disent ainsi : « Le diagnostic différentiel entre les deux maladies est, sinon impossible, du moins basé sur des caractères auxquels leur inconstance enlève une partie de leur valeur. Tour à tour ceux qui avaient été présentés comme pathognomoniques ont été reconnus après la publication d'observations nouvelles, comme très instables et comme pouvant constituer seulement des signes de présomption. » Mais ils ajoutent plus loin : « Il n'y a cependant pas de doute qu'une distinction doit être établie entre es deux maladies. » Voyons quels sont les élements de cette distinction. « Trois signes seulement à notre avis, continuent ces auteurs, doivent être considérés comme réellement différents. Ce sont : 1° L'instantanéité des spasmes ; 2° Leur incoordination absolue et leur ressemblance avec des secousses éléctriques ; 3° L'influence exercée par la position du malade.... Ces signes n'existent jamais dans la maladie des tics convulsifs. » M. le prof. Grasset accepte aussi ces propositions en atribuant la plus grande importance à la deuxième. Nous ne croyons pas pourtant que ces signes soient réellement comme le veulent nos auteurs différents. Sans parler de l'instantanéité des spasmes dans le tic, ce qui est un de ses caractères les plus nets, nous nous étonnons de voir la 2ᵐᵉ proposition figurer chez MM. Lemoine et Lemaire, puisque dans le même travail, en parlant des mouvements amenés par des secousses myocloniques, ils les décrivent dans le chap. III comme il suit : « Les contractions impriment à la tête un mouvement giratoire d'un côté à l'autre, comme si le malade voulait exécuter un signe de dénégation ou bien elle se porte en arrière et en avant, signe d'affirmation[1]. » — « Les lèvres prennent des attitudes et des expressions diverses, associées à des mou-

---

1. V. *Ch. Symptomatol.*, III et V.

vements de la tête et des épaules, elles simulent des impressions psychiques, telles que le dégout, la répulsion. » Ou encore : « La pointe du pied s'élève et s'abaisse d'un mouvement cadencé comme si l'on battait la mesure. » (P. 110, 111). Cette description des mouvements myocloniques prouverait donc justement leur parfaite coordination.

Du reste c'est ce que disent les auteurs à la page 113 où on peut lire cette phrase : « En un mot la coordination de tous les mouvements se conserve dans la plus parfaite harmonie et cette intégrité de la coordination motrice associée à l'action répressive de la volonté et des mouvements volontaires sur les contractions myocloniques, constitue l'un des caractères le plus important du syndrome de Freidreich. »

Les auteurs se trouveraient donc en contradiction absolue lorsqu'ils disent au chapitre V page 136 ce qui suit : « il (le spasme) ne développe dans la majorité des cas, aucun mouvement, ayant l'apparence d'un mouvement voulu ; à peine est-il commencé qu'il est fini, rien ne peut faire prévoir son étendue ou sa direction ; tantôt c'est un muscle, tantôt un autre qui en est le siège, sans la moindre régularité et toujours avec la même instantanéité. *Les spasmes du Paramyoclonus n'affectent par conséquent aucune apparence de coordination : « ils sont quelconques et ne constituent pas des gestes ni des mouvements rappelant en quoi de ce soit des mouvements volontaires.* »

Ainsi d'après ce qui précède nous voyons qu'elle est la

valeur du 2e signe de MM. Lemoine et Lemaître : et quant au 3e, nous avons déjà dit que les malades de MM. Remak et Seeligmuller, contrairement à ce qu'avancent les auteurs, présentaient la diminution des spasmes sous l'influence du repos au lit.

M. Vanlair (prof. de Liège) dans son étude intitulé « des myoclonies rythmiques »[1] discute la même question.

Il arrive aux conclusions semblables à celles de M. Marie et M. Bechterew et donne les mêmes signes comme devant être la base du diagnostic différentiel dont nous parlons.

De son côté il ajoute l'argumeut que le tic peut résulter d'une lésion locale, « or, jusqu'ici rien de semblable n'a été observée dans le paramyoclonus »[2]. Cette dernière remarque ne semble pas être juste, comme le prouve le cas de M. le professeur Farge (d'Angers) dont nous parlerons tout à l'heure.

Pour M Catrou[3], « le véritable diagnostic différentiel réside dans l'évolution La maladie de Gilles de la Tourette (maladie des tics convulsifs) ne guérit pas, et le paramyoclonus guérit ». Peut être cette distinction serait vraie lorsqu'il s'agit du grand tic arrivé à sa dernière expression, à son développement complet, mais alors les troubles psychiques, la coprolalie, etc., constituent les éléments les plus sûrs du diagnostic diffé-

1. Rev. med. 1889.
2. Th. Paris, 1890.
3. Vanlair, l. c. p.

rentiel avec le paramyoclonus. Mais il n'en est pas
ainsi pour le tic convulsif des enfants (le petit tic). Là, le
seul symptôme, les secousses musculaires, ne fournit
pas assez de signes distinctifs, comme notre analyse le
montre. Et du reste, M. Catrou relate huit observations
des cas de tic convulsif qui, ayant débuté à l'âge de
6-7 ans, est resté à l'état du petit tic sans nullement s'aggraver. Cet auteur a constaté lui-même des améliorations
et des rémissions plus ou moins longues. Nous avons
observé également un cas suivi de guérison. Et pour le
paramyoclonus le pronostic n'est pas non plus aussi fa-
vorable que M. Catrou le croit, puisque on a vu la maladie
durer pendant 20 ans et, sans contester la fréquence de
guérison, a-t-on noté aussi des cas absolument rebelles à
toute intervention médicale.

Après avoir passé en revue critique les opinions de
plusieurs auteurs qui se sont occupé de la question nous
sommes obligés de nous demander : existe-elle la possibilité de différencier ces deux affections ? C'est à un résultat négatif que nous arrivons. Il nous semble cependant
d'avoir trouvé par l'analyse qui précéde un autre, plus
positif, à savoir que, les observations qui ont été publiées
sous le nom de paramyoclonus ne se ressemblent pas
toutes entre elles, et que plusieurs groupes pouvaient
en être établis.

Nous croyons nécessaire de donner en résumé quelques observations de paramyoclonus, pouvant servir de
base au groupement dont nous venons de parler.

CHAPITRE III

OBSERVATION **V** de Friedreich

(Résumée.)

Homme de 50 ans. Il attribue son mal a une peur qu'il a éprouvée il y a cinq ans, à la suite de la projection d'une scie circulaire. Quinze jours après le malade remarqua pour la première fois les secousses qui peu à peu devinrent plus fortes sans le troubler pourtant dans son travail. Il prétend que plusieurs années déjà avant son accident, il ressentait quelquefois étant au repos des pressions dans les bras et les jambes.

Pas d'antécédents nerveux héréditaires.

Pendant son séjour à l'hôpital, pour une sclérose pulmonaire on avait remarqué des secousses musculaires qui revenaient à des intervalles rapprochés, toujours irréguliers. Ces secousses ont lieu aux membres supérieurs uniquement dans le biceps, triceps et le long supinateur; aux membres inférieurs dans les vastes extérieurs et intérieurs et surtout le droit antérieur. Pas de secousses au niveau du tronc ni du visage. Il s'agissait des contractions portant sur la totalité du muscle et non des contractions fibrillaires. L'affection était symétrique, les muscles symétriques des deux côtés étant pris. On comptait jusqu'à 40-50 secousses dans le même muscle par minute, dans le calme 10-20, elles cessaient rarement pendant 1/4, 1/2 heure. Elles étaient les plus fréquentes et les plus fortes lorsque le malade était au lit surtout le soir au moment de s'endormir. Une fois endormi elles cessaient complètement. Les mouvements volontaires n'étaient pas troublés par ces secousses. Pendant la station debout elles diminuaient et pendant la marche cessaient tout à fait. Pas de signe de Romberg. L'action de l'air froid, du pincement, les piqûres provoquaient et augmentaient les secousses. Réflexe crémastérien assez énergique. Reflexes patellaires considérablement augmentés.

Tous ces troubles ont été plus prononcés à droite qu'a gauche. Pas de symptômes d'origine vaso-motrice ou secrétoire. Aucun trouble de la sensibilité cutanée ou musculaire ; aucune atrophie musculaire. Les fonctions psychiques étaient normales, pas de céphalalgie, de vertige, ni rien qui put faire soupçonner une affection cérébrale. Quelques palpitations. Traitement électrique suivi de guérison complète au bout de quelques jours.

Observation VI, de Farge.
(Résumée)

Une femme de 33 ans, ménagère, mariée. Pas d'antécédents héréditaires nevro-pathologiques. Vive et impressionnable elle n'a jamais présenté d'accidents nerveux. Elle n'a pas eu de chagrins ni de vives émotions.

Il y a six mois elle présentait tous les signes de la bonne santé. Mais à cette époque sans cause appréciable elle commence à ressentir dans les deux cuisses un sentiment de lassitude qui va en croissant et un mois plus tard s'ajoutent des douleurs partant des reins s'irradiant vers la cuisse, la jambe et le pied droit. Ces douleurs qui occupent l'aire de distribution du sciatique ne sont nullement exagérées ni éveillées par la pression sur le trajet de ce nerf. D'abord nocturnes elles viennent plus tard même pendant le jour par accès. On l'a traité par des révulsifs sans aucun résultat et on conclut à la sciatique rebelle. C'est avec des douleurs ci-dessus que M. Farge a vu la malade. Au repos et entre les accès la malade se plaint seulement de fatigue, mais quelques pas provoquent des douleurs assez fortes pour qu'elle soit obligée d'être soutenue et alors elle traîne un peu les jambes comme dans le tabes spasmodique.

Pas de signe de coxalgie ni de paralysie, encore moins d'ataxie. Pas de stigmates d'hystérie.

La fesse droite est un peu aplatie, plus flasque et tombante que la gauche, la cuisse et la jambe sont atrophiées Dans tout le membre droit les muscles sont flasques. Les mains et les membres supérieurs sont amaigris, mais égaux, sans atrophie.

Pendant le repos on constate des mouvements fibrillaires rythmiques occupant les muscles de la patte d'oie, le demi tendineux et le grêle. Ces mouvements se produisent 50, 60 fois par minute. La volonté n'a pas d'action sur les spasmes. Ces mouvements sont stériles et n'impriment à la jambe ni secousse, ni déplacement. Les orteils seulement éprouvent quelquefois un petit mouvement de déduction. La station debout fait cesser tous les spasmes. La marche est plus facile le matin. Pas de troubles de la sensibilité, ni analgésie, ni anesthésie. Les corps froids et chauds sont parfaitement appréciés par la malade, mais la température des deux jambes est habituellement assez basse. Le froid excite les contractions, mais les piqures, les pincements, la pression sont sans effet.

Les réflexes rotuliens sont nettement exagérés des deux côtés, surtout à droite. Le réflexe plantaire est très faible.

Un mois plus tard : *l'insomnie, les douleurs et l'inappétence allaient en croissant, l'état général paraissait s'aggraver notablement Ce jour-là des tremblements déjà apparus dans les deux mains deviennent plus marqués ; ils ont absolument le caractère et la forme du tremblement senil,* sont nuls à l'état de repos, commencent dès que le membre est tendu et s'accentuent par toutes les contractions volontaires. Si le malade se met debout le tremblement s'étend un peu aux membres inférieurs ; *alors apparaissent des contractions du paramyoclonus,* même dans le triceps fémoral, *mais ces secousses ne font pas cesser le tremblement seniliforme.* Quelques jours après, des mouvements fibrillaires sont apparus dans le biceps fémoral gauche. Pas de troubles oculo-pupillaires, ni labicglosso-pharyngiens, ni troubles de la sensibilité autres que les douleurs. Un phénomène parétique à signaler : la distension de la vessie qui durait parfois 24 heures.

OBSERVATION VII de Lemoine et de Lemaire
(Résumée)

Homme de 53 ans, soldat pendant 17 ans, ouvrier. Dans les antécédents héréditaires, rien à signaler.

Bien portant jusqu'à l'âge de 45 ans. A partir de cette époque, il commençait à éprouver des douleurs vagues dans les jambes, aux genoux et dans les bras. Station prolongée impossible. Rhumatisme chronique dont il présente des traces sous forme de nodosités caractéristiques au niveau des articulations phalangiennes.

Le début de l'affection actuelle remonte à deux ans environ, sans cause apparente. Il fut pris d'abord d'un léger *tremblement dans les membres inférieurs et dans les mains,* puis peu de temps après, *d'embarras de la parole.* Il prononçait certains mots avec beaucoup de peine. *La marche devient pénible.* Les mouvements d'oscillation de tout le corps. Les mains deviennent inhabiles et son patron le congédia de la fabrique pour son inaptitude au travail. Quelquefois, *tout à coup la tête lui tournait, la vue s'obscurcissait et il tombait,* mais pour se relever immédiatement. *Ces vertiges se reproduisirent à plusieurs reprises,* sans qu'il perde jamais connaissance. Depuis 6 à 8 mois, *ces désordres se sont beaucoup aggravés.* On lui refusait partout le travail parce qu'on le prenait pour un homme ivre. Et en effet, *il trébuche, il oscille, sa parole est embarrassée et souvent il tombe brusquement par terre.*

Deux symptômes frappent tout d'abord chez ce malade. 1° Une agitation incessante produite par des secousses involontaires qui ont leur siège dans la plupart des muscles du corps, même ceux de la face; 2° Embarras de la parole.

Les secousses sont à peu près généralisées et ne paraissent pas prédominer dans une moitié du corps plutôt que dans l'autre. Ces secousses cloniques s'observent surtout dans les fléchisseurs des doigts, le long supinateur, le triceps crural, les péronniers, les extenseurs des orteils et quelques muscles de la face, l'orbiculaire des paupières en particulier et le sterno-cleido-mastoïdien au cou. Le décubitus dorsal, la station assise, la marche sont autant de circonstances qui influent sur la production de ces contractions. Dans le décubitus dorsal, les secousses sont localisées presque uniquement aux muscles de l'avant-bras. Sur certains muscles on observe des véritables contractions fibrillaires ne donnant lieu au déplacement. Dans la position assise c'est surtout les muscles des cuisses qui se contractent, les genoux viennent se cogner l'un contre l'autre ; la jambe présente des mouvements de rotation. La marche est facile, mais le malade ressemble tout-à-fait à un ivrogne. Quand le malade marche, on n'observe pas de contractions dans les jambes, tandis qu'elles sont plus prononcées du côté des bras et du cou. *La fatigue provoque souvent les chutes.*

Les troubles moteurs des muscles de la face retentissent sur l'articulation des mots ; et il en résulte des troubles de la parole. Quelquefois il se produit une sorte de bégaiement, mais la voix n'est pas scandée ni tremblante ; la parole ressemble encore à celle de l'homme ivre.

Pas de contractions tétaniques. Pas de douleurs. La volonté diminue les secousses. Elles cessent pendant le sommeil. Les pincements, le chatouillement peuvent provoquer la contraction musculaire.

Les réflexes rotuliens sont abolis. La sensibilité est conservée partout, quelquefois cependant le sujet éprouve des fourmillements dans les doigts. Pas d'atrophie. Nystagmus. Pas de troubles de l'intelligence. Régime tonique et bains sulfureux ont donné une certaine amélioration. Six mois après sa sortie de l'hôpital les contractions continuaient toujours.

Observation VIII. Moretti
(Résumée.)

Fille de 15 ans. Pas d'antécédents héréditaires nerveux. Son affection a débuté à l'âge de 7 ans à la suite d'une frayeur. Au début hyperkynésie des membres inférieurs. Plus tard mouvements violents des bras, qui frappaient la poitrine ou la hanche. Mouvements sans aucun rythme qui cessaient pendant le sommeil et qui jusqu'à un certain point étaient dominés par la volonté. Plus tard hypérkynésies apparaissent à la tête et au cou. *Le front se plisse, les paupières oscillent, contorsion de la bouche. Mouvements continuels de la tête et du cou. Mobilité des épaules. Pendant un certain temps le bruit expiratoire est si intense qu'il ressemble à l'aboiement du chien;* ce bruit disparaît. Mais 4 ans plus tard apparaît un *bruit sourd, rauque, bref* qui se forme dans le larynx.

Accroissement des spasmes par le froid, les travaux. Actuellement santé excellente. Absence de tout stigmate d'hystérie. Le front se fronce et se déplisse. Mouvements correspondants des sourcils. *Occlusion rapide et constriction des paupières; dilatation et élévation des narines; traction de la commissure labiale* à droite ou à gauche contraction des zygomatiques et des masseters. Contraction des muscles sterno-cleïdo-mastoïdiens surtout à droite et du muscle pectoral. Les muscles des cuisses sont très agités. Dans la station verticale agitation de toute la personne; quelquefois la contraction simultanée des muscles du tronc et des *membres inférieurs amène un mouvement rapide de sursaut.* La malade se plaint de douleurs à la pression au niveau des premières vertèbres cervicales; autrement elle ne serait pas gênée en quoique ce soit. Pas de contractions toniques. Les sens spéciaux fonctionnent parfaitement; la sensibilité générale est

cxquise ; pas de zone, d'anesthésie, ni d'hyperesthésie, ni hysté-
rogène.

Les réflexes superficiels et profonds sont plutôt exagérés.
L'excitation de la peau et des muscles, n'augmente pas la contraction. Les mouvements sont bien coordonnés. Elle tourne sur
elle-même sans perdre l'équilibre ; elle enfile très bien une
aiguille ; elle prend un verre en main et le porte à la bouche sans
hésitation. Avec l'injonction on arrive presque toujours à faire
suspendre pour quelque temps les troubles moteurs.

Observation IX de Homen
(Résumée)

Il s'agit d'un paysan de Finlande, âgé de 45 ans. Son père a
été un buveur invétéré. A l'âge de 16 ans, une nuit, il eut fort
effrayé par une querelle de ses voisins. Il a eu une attaque
convulsive et perte de connaissance. A partir de cette époque il a
commencé a avoir *des secousses involontaires quelquefois isolées,
quelquefois en série,* qui ne disparaissent jamais pour longtemps ;
au contraire, elles devenaient de plus en plus fortes et fréquentes.
Elles se produisaient moins quand il était à l'état de repos, tandis qu'elles étaient provoquées et augmentées par le mouvement.
Le malade assure que l'eau-de-vie apaise les secousses. Actuellement le malade présente des *contractions musculaires de la face,
des zygomatiques et des muscles de la bouche.* Aux bras, c'est surtout le biceps, le deltoïde qui sont atteints. Les secousses sont suivies toujours d'un mouvement correspondant. Elles sont souvent
isolées, quelquefois cependant elles se produisent par séries non
rythmiques dans le même muscle. On peut compter 80 à 100 secousses par minute. Quand le malade est étendu on voit des secousses se produire du côté des muscles de la cuisse. Quand le
malade est debout on voit se produire les mouvements de flexion
des genoux alternant avec l'extension, ou encore des secousses
dans les muscles dorsaux qui font que le malade risque de tomber

en arrière. Pendant la marche, il se produit bien plus qu'au repos des secousses dans les jambes et dans le dos, ce qui rend la marche difficile, même impossible. En chatouillant la plante du pied on provoquait des secousses, mais les tentatives de provoquer des secousses musculaires en chatouillant, pinçant, en piquant la peau de diverses parties du corps, ou en exerçant une pression sur un muscle demeurèrent sans résultat.

Le malade a les muscles bien développés, pas trace d'atrophie. L'intelligence et la mémoire paraissent intactes. La sensibilité dans tous ces cas est intacte ; aucune hypéresthésie. *Quand il parle il lui arrive souvent d'être interrompu par un hoquet souvent bruyant. Ce même hoquet lui arrive quelquefois sans qu'il parle.*

Traitement, électricité, statique sans effet.

OBSERVATION X de Scligmuller [1].
(Résumée)

Homme de 24 ans... Déjà à l'âge de 5 ans il souffrait de spasmes particuliers qui, durant l'âge scolaire apparurent et disparurent au côté gauche du cou et se montrèrent plus vivement pendant son service militaire. Depuis quelque temps les souffrances augmentèrent considérablement et le rendirent incapable de travailler.

Les secouses siègent actuellement dans le quadriceps fémoris des deux cotés : les pieds et les doigts sont constamment animés de mouvements rappelant l'athetose. A la face, rapide clignement des yeux, spasmes dans les zygomatiques surtout à gauche. Tous ces phénomènes sont continuels. Entre temps, il y a des crises au cours desquelles la tête est vivement tirée à gauche, l'épaule gauche en arrière. Les réflexes de la peau sont nets ; les réflexes patellaires sont très augmentés. Il y a des bruits respiratoires soit à l'inspiration soit à l'expiration *comme dans la chorea électrica de Henoch*. Les spasmes très faibles au repos

1. *Deutch. méd. Woch.*, 1886 *et* 1888.

augmentent lors des efforts. Jamais ils ne se sont présentés pendant le sommeil. *De faibles tiraillements au niveau d'une zone
d'hyperesthesie dans la région lombaire augmentaient les spasmes
tandisque la compression de la même région les calmait.*

Les manifestations convulsives se répétaient dans l'espace de
20 ans.

L'électricité améliorait la situation.

L'auteur à propos de son observation cite l'opinion de Remak
qui considère des pareils cas comme identiques à ceux de Henoch
chorée électrique):

OBSERVATION XI de Kny [1]
(Résumée)

Paysan de 28 ans. Pas d'antécédents nerveux héréditaires. Toujours bien portant. Traumatisme au niveau de l'aine gauche. Huit
jours après la guérison secousses douloureuses aux deux mollets.
Les spasmes musculaires fibrillaires sont disséminés sur tous les
points du corps, mais ils sont le plus marqués aux niveau des
mollets : les gastrocnémiens présentent un *mouvement fibrillaire
et ondulaire. Tous ces mouvements ne produisent pas de déplacement des membres affectés.* Les orteils sont en mouvement conti-
nuel, les doigts sont engourdis. Le sommeil fait cesser les contractions, mais seulement lorsqu'il est très fort. Le repos les
augmente, la marche diminue insensiblement. Les extrémités
sont froides, mais on ne voit pas de trouble trophiques.

OBSERVATION XII, de Venturi
(Résumée)

Il s'agit d'une femme de 21 ans, forte, mais *présentant des tendances à la névropathie*; d'ailleurs *descendante et parente des névro-
pathes.*

1. Cette obs. a été publiée dans les *Arch. fur. Psych.*, 1888, p. 577, sous
le titre : *une forme de maladie voisine au paramyoclonus mult.*

Emotivité extrêmement exagérée : changement d'humeur. Elle pleure pour une cause minime. Sujette à des étranglements de la gorge. N'a jamais eu d'enfants.

Le début de la maladie remonte à 6 ans. Elle se caractérise par des spasmes musculaires qui atteignent non seulement les muscles des membres, mais aussi ceux de la vie végétative. La malade présentait des *troubles fonctionnels des organes thoraciques et abdominaux : palpitations, accès d'angine de poitrine, éructations, sensation de sautillement de l'utérus.* Ces troubles éveillaient la malade même au cours d'un sommeil assez profond. Au moment des époques menstruelles et après les rapports conjugaux tous ces troubles nerveux s'aggravaient.

Les secousses musculaires étaient reparties aux muscles du cou, des épaules, des extrémités supérieures et inférieures, au masseter, au diaphragme. Les convulsions étaient d'ordre clonique et quelquefois tonique. La volonté les diminuait.

Les réflexes cutanés pouvaient être tantôt exagérés tantôt diminués par des excitations artificielles ; les métaux avaient une action puissante pour diminuer ou accroître les phénomènes ; les affusions froides les suspendaient pour une semaine ; le chlorure d'or amenait une amélioration, mais la malade retombait pendant les menstrues.

L'atropine en injections sous-cutanées, la galvanisation de la moelle et du sympathique amenèrent malgré la longue durée du mal une prompte guérison qui ne fut interrompue pendant les trois années suivantes que par une très légère récidive au printemps.

OBSERVATION XiII de Lembo [1]
(Résumée)

Il s'agit d'un homme, d'âge inconnu, sans aucun antécédent

---

1. C'est sous cette forme que nons avons trouvé l'obs. de Lembo dans la thèse de M. Lemaire. Nous regrettons de ne pas voir cette observ. plus détaillée.

héréditaire, mais lui-même rhumatisant. Les spasmes musculaires atteignaient les muscles des membres, de la face, de la langue, le diaphragme. Les excitations périphériques les augmentaient, tandis qu'ils cessèrent dans le sommeil et diminuaient pendant les mouvements volontaires. Les réflexes patellaires sont exagérés. *On constate de la douleur le long de la colonne vertébrale, au niveau des vertèbres lombaires et sacréés, ainsi que la céphalée frontooccipitale.*

Bruits respiratoires sous forme de sanglots, éructations.

Amélioration par le chloral.

CHAPITRE IV

ANALYSE DES CAS ET LEUR GROUPEMENT

Dans le texte des observations ci-dessus nous avons
souligné des points spéciaux à chaque cas pour faire ressortir leurs particularités et leurs différents caractères.
Nous avons reproduit l'observation de M. Farge et celle
de MM. Lemoine et Lemaire qui peuvent faire penser à
une lésion organique des centres nerveux, accompagnée
de contractions paramyocloniques symptomatiques.
Voici du reste quelle est l'opinion de M. Farge[1] à propos
de son cas : les douleurs violentes et continues — dit-il,
l'atrophie du membre et surtout des régions où règne le
myoclonus, la faiblesse parétique dans la station debout
et dans la marche ramènent très nettement notre cas
parmi les myélites chroniques et les tremblements si
caractéristiques des membres supérieurs si nettement
opposés aux mouvements myocloniques des cuisses par
leur forme, début, leur venue tardive et leur extension
de haut en bas, en font une sclérose en plaques dissémi-

1. L. c.

née à marche et localisations anormales, dont le myoclonus ne serait qu'un symptôme surajouté. Le signe
de cette marche anormale serait précisément le paramyoclonus apparaissant au début ou dominant avec ou
sans atrophie les autres manifestations médullaires.

Quant au cas de MM Lemoine et Lemaire, ici encore
le tremblement dans les mains et dans les jambes, les
vertiges avec des chutes, l'abolition des réflexes rotuliens, la marche progressive de l'affection paraîtraient indiquer une lésion organique accompagnée de secousses
paramyocloniques surajoutées.

A ces deux observations convient-il peut être de ratta-
cher le cas de Concato[1], dans lequel à côté des mouvements paramyocloniques on a constaté la douleur au niveau de la région des vertèbres lombaires d'abord, puis
des vertèbres cervicales, ainsi que la torpeur du bras
droit, la sensation de poids à la nuque, des fourmillements le long de la colonne vertébrale, des douleurs ar-
ticulaires, des oscillations de doigts etc. Ainsi que le cas
de Remak[2] remarquable par des symptômes tabétiques,
l'ataxie, troubles sensoriels, absence des réflexes patellaires etc. On serait autorisé — nous paraît-il — de soupçonner les rapports plus étroits entre tous ces troubles
et le paramyoclonus consécutif.

Dans le second groupe d'observations publiées sous le
nom de paramyoclonus nous ferions entrer les cas de
Moretti et Homen : Les malades de ces auteurs présen-

1. Concato, in Lemoine et Lemaire.
2. Remak, in *arch. für psych*, 1884.

taient les mouvements continuels de la tête et du cou, l'occlusion des paupières, le plissement du front etc., et ce qui est encore plus caractéristique « le hoquet bruyant » (Homen) et le bruit expiratoire ressemblant à l'aboiement du chien et plus tard un bruit sourd, rauque, bref (Moretti). Les localisations spéciales des spasmes musculaires et surtout ces « bruits » nous portent à croire qu'il s'agissait dans les cas en question du tic convulsif. Dans la littérature clinique correspondante, on trouve d'autres cas analogues qui peuvent être pris pour le tic convulsif. En effet, dans ce groupe il faudrait placer les cas de *Rubino*[1] et celui de *Brignone* où il s'agit des enfants de 9 ans et demi et 14 ans pris l'un à la suite d'une frayeur, l'autre sans cause appréciable, des spasmes des muscles de la face, du cou et des membres; et l'un d'eux a eu des contractions du diaphragme qui produisaient des sortes des sanglots.

Dans cette catégorie on pourrait ranger le cas de *Seeligmuller* qui, lui-même, le considère comme rappelant beaucoup la chorée électrique et qui, par certains points particuliers, comme la participation de la face aux secousses musculaires, la cessation des mouvements au moment du repos et leur augmentation pendant le travail, l'influence répressive des secousses par des pressions fortes etc., s'éloigne, en effet, d'autres observations publiées sous le même nom.

Pour le cas de *Kny*[2] et autres qui lui ressemblent on

1. Voir pour tous ces auteurs Lemoine et Lemaire.
2. *Arch. für Psych. l. c.*

devrait peut-être faire un groupe à part. Ce cas se caractérise par des contractions fibrillaires qui ne sont pas suivies de déplacement du membre.

Nous en connaissons encore trois à savoir : le second cas de *Kny*[1] et ceux de *Filletti*[2] et *Faldella*[3]. De deux premiers cas M. *Morvan*[4] s'exprime ainsi : « Je dois convenir que ces faits, malgré le mouvement oscillatoire dans le premier et l'agitation, continue des orteils dans le second se rapprochent singulièrement des nôtres surtout celui de Kny offre aussi des convulsions fasciculaires et fibrillaires aux deltoïdes et aux muscles pectoraux et dorsaux. » Or ces cas pourraient appartenir d'après M. Morvan à la « chorée fibrillaire » qui, d'après lui, présente de nombreuses analogies avec le syndrome de Friederich[5].

Dans le dernier groupe entreraient les cas se rattachant à un état nerveux du sujet et particulièrement à l'hystérie et à la neurasthénie. Le cas de *Venturi* nous paraît pouvoir être rapproché de l'hystérie. Il s'agit d'une femme névropathe et descendante de souche névropathique ; très émotive et impressionable, ayant des étranglements de la gorge (probablement la boule hystérique), des accès d'angine, des palpitations, diverses sensations bizarres comme par ex. la sensation de sautillement de

1. *Iibidem.*

2. *Rev. Hayem*, 1. 888, t32. *Uno caso di paramyoclono fibrilare multiplo.*

3. *Rev. Hayem*, 1891, p. 113. *Paramyocl. fibr.*

4. Morvan, *gaz. Hebdom.*, 1890. *De la chorée fibrillaire.*

5. Les cas de la « chorée fibrillaire » étant peu nombreux, nous ne nous prononçons pas sur la nature de cette affection.

l'utérus. De même le cas de *Marina*[1] dont le sujet présente tous les stigmates hystériques et est atteint d'im-
mobilité d'une corde vocale en même temps que des
convulsions paramyocloniques.

Encore le cas de *Francotte* remarquable par ce fait
que la pression exercée au niveau de la région épigas-
trique produisait une action suspensive ou modératrice
des mouvements convulsifs. Dans le cas de *Seeligmuller*
que nous avons rapproché — comme le fait l'auteur lui
même — de la chorée électrique, on rencontre le phénomène analogue. Dans ce cas comme dans le précédant
il y avait dans la région lombaire une zone plus foncée
que les parties environnantes de la peau, dont la compression un peu forte faisait cesser les spasmes. N'a-t-on
pas eu à faire a une zone hystérophrénétique? L'analogie du second cas avec la chorée électrique qui peut être
considérée comme une manifestation hystérique plaide
en faveur de l'opinion, que le cas de Seeligmuller doit
être rattaché à cette névrose. Mais l'analyse que nous
poursuivons nous montre que la plupart des cas du
paramyoclomus se rattache à la neurasthénie. Dans
l'observation de *Lembo*[2], la douleur au niveau des ver-
tébres lombaires et sacrée et la cephalée fronto-occipi-
tale (plaque sacrés et cerebelleuse. Charcot) sont tout à
fait caractéristiques. Le cas de *Ziehen*[3]. est relatif à une
jeune fille ayant des antécédents nerveux et présentant

1. Marina, *Arch. für Psych.*, 1888, *Param. mult.*
2. Lembo, in Thèse de Lemaire. 1889.
3. *Arch. für Psych.*, 1888, p. 465 et suiv.

des maux de tête, de l'anxiété, des vertiges. Elle pleure à tout propos et craint tout le monde ; elle est agitée par des rêves, des cauchemars, en somme elle présente tous les stigmates de la neurasthénie. La malade de *Kovalevsky*, une névropathe qui éprouve des vertiges, des sensations d'inquiétude, de la faiblesse de la mémoire et celle de *Silvestrini* se plaignant des douleurs le long de la colonne vertébrale de la céphalalgie peuvent entrer aussi dans cette catégorie des neurasthéniques. Nous ne citons que les cas le plus probants, mais il en existe d'autres comme ceux de Silvestrini, de Moretti[1], qui pourraient être rangés d'après — M. Farge — parmi les manifestations variées de l'hystérie et de la neurasthénie[2].

Nous n'avons pas eu la prétention de faire une classification stricte et inébranlable. Notre intention consistait tout simplement à faire ressortir les différences symptomatiques des cas publiés sous le nom de paramyoclonus et à les grouper d'une façon approximative. Si ce groupement, tout médiocre qu'il soit, a été possible à faire, il est logique d'admettre que le paramyoclonus n'est qu'un syndrome convulsif qui peut accompagner plusieurs états morbides et qui est capable de changer avec eux ses caractères et ses propriétés pathologiques. Or, si on voulait faire le diagnostic différentiel entre le tic convulsif et le paramyoclonus, on devrait le faire avec *des groupes* du paramyoclonus, ce qui ne ferait que compliquer la question.

1. Pour tous ces auteurs voir Lemaire th. Lille
2. L. c.

Par conséquent, il nous semble, qu'il a été tout à fait
légitime de nous demander au commencement de ce
chapitre, s'il existe oui ou non la possibilité de distinguer
les deux affections dont nous parlons. Or, maintenant
nous sommes en mesure de donner une réponse quoique
très relative et bien réservée. Nous dirons que dans certains cas, comme par exemple celui de Friedreich ou
de Marie ou encore de Löwenfeld, ce diagnostic est possible. S'il s'agissait par exemple d'un adulte qui fut pris
des spasmes musculaires siégeant aux membres, symé-
triquement, si ces spasmes non douloureux prenaient
la totalité des muscles et non seulement des fibres séparées, si les secousses n'étaient pas suivies de déplacement et si elles étaient les plus fortes au moment du
repos, au lit surtout ; ou bien encore lorsque le déplacement du membre existe, s'il n'était pas régulier et coordonné, s'il subissait l'action suspensive de la volonté et
si les secousses ne se produisaient pas dans les mouvements volontaires, quand ces conditions existent toutes à la fois et quand on y ajoute l'influence des excitations cutanées sur la production de secousses et enfin
quand il n'y a pas de traces d'une lésion organique, on
pourrait ranger un pareil cas dans le groupe où appartiennent les premiers cas du syndrome de Friedreich
qui seuls en sont des cas types. Mais nous venons de
voir que souvent les cas publiés sous cette étiquette
doivent être classés ailleurs : lésions organiques, hystérie, neurasthénie etc., et alors leur diagnostic avec le
tic convulsif nous paraît tout à fait problématique.

Les considérations ci-dessus sur le paramyoclonus multiplex nous conduisent aux conclusions suivantes :

1° Le paramyoclonus multiplex est un syndrome commun à plusieurs affections.

2° Les cas publiés sous ce nom peuvent être divisés en plusieurs groupes :

a) Dans le premier entreront quelques cas typiques et caractéristiques par son ensemble symptomatologique, (Friedreich, Löwenfeld, Marie etc.)

b) Dans le second entreront les cas où le paramyoclonus est surajouté à d'autres symptômes d'une lésion organique.

c) Dans le troisième, les cas analogues à ceux du tic convulsif.

d) Dans le quatrième, le paramyoclonus n'est qu'un symptôme d'hystérie.

e) Dans le cinquième enfin seront placés les cas les plus nombreux appartenant à la neurasthénie.

3° Le diagnostic différentiel du paramyoclonus avec le tic convulsif est à faire lorsqu'il s'agit des cas appartenant au premier groupe.

TROISIÈME PARTIE
CHORÉE ÉLECTRIQUE

CHAPITRE PREMIER
HISTORIQUE SYMPTOMES

L'historique de l'affection se résume très bien dans les paroles suivantes de M. Henoch[1]. « J'ai décrit il y a vingt ans la chorée soi disant *électrique*. Lorsque je vis ces cas pour la première fois, je fouillai la littérature pour en trouver la description, mais je ne rencontrais que dans une petite brochure française, dont le nom de l'auteur m'échappe, plusieurs cas de tic du nerf facial qui avaient quelque ressemblance avec les miens. Plus tard cependant je vis que Trousseau dans sa clinique médicale avait décrit cette forme de chorée sous le nom de tic non douloureux ; après moi Bergeron, Cadet de Gassicourt, Tordeus, Bouchut, en ont rapporté d'autres exemples. » Nous n'avons qu'à y ajouter le nom de M. le professeur Germain Sée,[2] qui a étudié « la chorée électrique » dans une de ses magistrales leçons cliniques et

1. *Sem. méd.*, 1883, discussion à la *Soc. méd.*, Berl.
2. *Sem. méd.*, 1884.

celui de M. Tordeus qui en a donné la déscription dans une excellente monographie publiée sous le nom de l'Électrolepsie dans le *Journal de Médecine* de Bruxelles en 1883.

Le nom de la chorée électrique a été crée par un savant médecin italien Dubini en 1846 qui a nommé ainsi une affection aiguë se traduisant entre autres par des secousses musculaires semblables aux secousses électriques. M. le professeur Jaccoud est d'avis que cette affection est analogue au typhus cérébro-spinal. Tous les auteurs vu la gravité de l'affection tant au point de vue de sa marche que de sa terminaison fatale, sont d'accord à reconnaître qu'elle n'a rien de commun avec la chorée électrique — névrose qui fait l'objet de cet article. Symptomatologiquement elle serait caractérisée essentiellement par des secousses musculaires brusques, rapides, involontaires qui atteignent indifféremment la tête ou les membres. Cette rapidité comparable à la décharge électrique serait propre aux secousses musculaires observées dans cette affection et à l'affection elle-même. La fréquence de ces secousses a été différente dans les différents cas : elles se répétaient plusieurs fois par minute (Berland), quelquefois elles ont été continuelles (Guertin) et dans certains cas enfin, elles ont été séparées par des intervalles de quelques minutes (Tordeus).

M. Guertin [1] insiste surtout sur le rythme des mouvements et donne à l'affection le qualificatif « rythmique ». Ce caractère pourtant ne doit pas être constant, les au-

1. Guertin, Th. P. 1881.

tres auteurs ne l'ayant pas remarqué, et l'auteur lui-
même rapporte un cas dans lequel : « sans être incoordonnés ces mouvements ne sont pas rythmiques et il est
impossible de compter les intervalles qui les séparent [1] ». Les mouvements paraissent présenter la coordination parfaite : le petit enfant, dit M. Berland, pro-
jette la tête brusquement en avant, exécutant l'acte de
saluer. Du reste, les malades peuvent s'habiller, manger,
écrire etc., mais ils sont surpris dans ces occupations
par des secousses brusques se répétant à des intervalles
plus ou moins longs. « La guérison complète et rapide
semble être la règle, mais quelquefois la maladie s'est
montrée rebelle à tout traitement continué avec persé-
vérance pendant des semaines et même des mois. » (Tordeus [2]) ; pourtant quelques observateurs considéraient
la chorée électrique, comme une affection extrêmement benigne [3]. Pour finir nous dirons que les mouvements sont conscients, que l'attention du malade ne
modifiait ni leur fréquence, ni leur intensité, et que quelquefois l'effort de la volonté les augmentait. Le sommeil
calmait ordinairement les secousses.

Voilà les principaux points de la description clinique
telle qu'elle a été faite par les observateurs et les auteurs
des *Traités des Maladies Infantiles* comme MM. Descroizilles [4]. Cadet de Gassicourt [5] et Steiner [6].

1. Guertin, *l. c.*
2. *L. c.*
3. A savoir, Berland et Guertin.
4, 5, 6. Voir la bibliographie.

Plusieurs auteurs et particulièrement M. Germain Sée désire voir le terme « chorée électrique » disparaître définitivement du vocabulaire médical, puisque ce terme se prête à des confusions avec la vraie chorée qui n'a absolument rien de commun ni dans son ensemble clinique ni dans la forme des secousses musculaires avec « la chorée électrique ». On a proposé de lui donner le nom de *l'électrolepsie* (Tordeus), de la *névrose convulsive rythmée* (Guertin) ou encore d'autr. s auteurs étaient d'avis de classer cette affection dans un groupe des névroses sous un nom générique, dont nous aurons l'occasion de parler dans ce travail.

Il est intéressant de remarquer que le nombre des cas de chorée électrique diminue d'année en année et que durant 4 ou 5 ans les derniers, nous n'avons pas pu trouver dans la littérature médicale un cas pouvant être ajouté à ceux que nous analysons à la suite.

CHAPITRE II

CHORÉE ÉLECTRIQUE ET TIC CONVULSIF; DIAGNOSTIC DIFFÉRENTIEL

Comme pour le paramyoclonus de Friedreich, le diagnostic différentiel de la « chorée électrique » avec le tic convulsif est hérissé de difficultés et d'incertitudes. Et nous ne serions pas d'accord avec M. Tordeus lorsqu'il dit dans son excellente monographie : « Je ne pense pas qu'on puisse la confondre avec d'autres affections, caractérisées par des spasmes musculaires, je n'insiste donc pas sur ce point... » Pour nous le diagnostic différentiel de cette affection avec le tic convulsif s'impose formellement. M. Guinon dans l'article *tic* du dictionnaire de Déchambre [1] invoque deux signes distinctifs entre ces deux affections : 1° le signe constaté par M. Joffroy qui consiste en ce que la compression du nerf facial supprime les spasmes de la face et 2° la bénignité absolue de la maladie et l'influence décisive du traitement. Quant au premier signe il nous paraît perdre

1. *Dictionnaire Déchambre*, t. 17.

une grande partie de son importance vu qu'on a observé
dans le paramyoclonus que la pression un peu forte
produisait quelquefois la cessation des secousses. Et
d'autre part, on ne peut profiter de ce signe lorsqu'il
s'agit du cou ou des membres qui peuvent être pris
seuls sans participation de la tête. La bénignité de l'affection, — le second signe invoqué par M. Guinon, — étant
fréquente n'en est cependant pas la règle. L'analyse de
toutes les observations (au nombre de 11) publiées sous
le titre de « chorée électrique », montre que pour
11 cas, la guérison rapide (administration de 0,75 centigrammes du tarte stibié ou franklinisation) a eu lieu
six fois, l'amélioration deux fois, les récidives une fois
et une fois aucun traitement n'a été suivi de succès, et
encore faut-il remarquer que la durée de l'observation
de tous ces malades a été très courte quelquefois seulement 3 ou 4 jours, on ne pouvait donc pas affirmer que
la guérison fût définitive.

On a voulu par la seule démonstration « chorée électrique » et surtout par l'adjectif *électrique* caractériser
l'affection. Mais la confusion s'en suivit, le qualificatif
électrique qui aurait dû servir de caractéristique pour
les secousses musculaires « brusques rapides, involontaires et pouvant être comparés aux secousses électriques » (Berland), peut être employé aussi bien lorsqu'il
s'agit du tic ou du paramyoclonus. M. Charcot définit
ainsi le tic : « le tic convulsif léger, vulgaire consiste
habituellement en une occlusion rapide *comme électrique* des paupières, etc. » De la même comparaison se

sert M. Catrou dans sa thèse, lorsqu'en parlant du tic il dit : « Nos malades ont des secousses brusques, *des décharges musculaires électriques* ». Les mouvements du paramyoclonus ont été souvent qualifié du même adjectif « électriques ». Il (le mouvement) est tout-à-fait analogue à celui que produirait une *excitation électrique*[1], dit M. Marie à propos du paramyoclonus. MM. Lemoine et Lemaire considèrent la ressemblance des secousses paramyocloniques avec des *secousses électriques* comme un signe réellement différentiel entre le paramyoclonus et le tic convulsif. Tous ces exemples montrent bien que la propriété des secousses musculaires dans la « chorée électrique », la propriété qualifiée par l'adjectif électrique ne lui est pas propre et exclusive et par conséquent ne lui donne point une physionomie particulière. M. G. Sée[2] à ce propos s'exprime ainsi : « Le nom de chorée *électrique* qui ne consacre que le caractère brusque des secousses, comme le nom d'électrolepsie, proposé par M. Tordeus, pourrait être appliqué à toute contraction musculaire ou à toute série de contractions brusques. »

MM. Cadet de Gassicourt et Guertin (ainsi que nous l'avons déjà remarqué) insiste beaucoup sur le rythme des secousses dans la chorée électrique. « A ce propos M. Cadet de Gassicourt dit : « c'est un spasme musculaire *rythmique* et ce seul caractère le distingue. » Mais malheureusement on rencontre le même caractère

1. Th. Par.
2. *L. c.*

ailleurs. Il est propre aussi à la chorée hystérique, (ch. malléatoire, saltatoire etc.,) il se voit de même dans le tic convulsif. « Ces mouvement *rythmés*, dit M. Gilles de la Tourette à propos d'un malade atteint du tic, se manifestaient toujours sous forme de crises... Toutes les crises de convulsions *rythmées* se ressemblent, elles sont les mêmes depuis le début de l'affection..... ¹. » Nous en dirons autant de la *continuité* des secousses ; (Guertin) nous citerons à ce propos un passage de l'observation de M. Gille de la Tourette : « elle a eu des mouvement convulsifs et spasmodiques *continuels* ». Il s'agissait cette fois aussi de maladie des tics convulsifs.

La difficulté du diagnostic différentiel entre le tic et la « chorée électrique » est évidente, lorsqu'on lit par exemple les descriptions des secousses appartenant à chacune de ces affections. « Les secousses, dans la chorée électrique dit M. Lannois dans son excellente thèse d'agrégation ¹, semblent être l'effet d'une décharge électrique répétée d'une façon rythmique à intervalles rapprochés ou à plusieurs minutes de distance. Elles sont d'autant plus fréquentes et manifestes que les malades font plus d'efforts pour contenir leur agitation. Elles n'empêchent pas les mouvements volontaires mais peuvent les interrompre, cessent pendant le sommeil. »

« Les secousses dans le tic convulsif — écrit au chapitre suivant le même auteur — sont de courte durée, 15, 20, 30 ou même davantage par minute. Elles se

1. G. de la Tourette, *l. c.*
1. Lannois, *Nosographie des chorées.* th. d'agr., 1886, p. 70.

produisent brusquement à forme d'accès dans lesquels
elles ont un caractère presque rythmique par leur répétition égale, régulière aussi rapide au début qu'à la fin [1]. »
Il ne semble pas être assez facile de distinguer d'après
ces descriptions les deux espèces morbides. Et en effet
« entre le tic simple répété une ou deux fois par heure
ou par minute, dit M. G. Sée [2] et le même phénomène
convulsif répété plusieurs fois par minute il y a bien peu
de différence. La contraction musculaire étant la même
dans les deux cas, le degré de fréquence de cette contraction ne saurait constituer qu'une différence accessoire
et non un caractère fondamental de distinction. Les spasmes musculaires de la tête, du cou avec ou sans clignotement, observés par Berland, Cadet de Gassicourt etc.,
ne sont en réalité que des tics à répétition fréquente. »

Trouver des éléments différentiels n'est pas chose facile, d'autant plus que ni *l'étiologie* de l'affection (peur,
froid, émotions) ni sa *pathogénie* (parents nerveux, mères
hystériques) n'éclaircissent pas suffisamment la question.
Et par conséquent il faut conclure que l'affection qu'on
décrit sous le nom de « chorée électrique » n'est qu'un
symptôme commun à plusieurs affections convulsives
et c'est à cette opinion qu'arrivent également MM. Remak, Homen, Szultze, Seéligmuller, Colaneri, etc.

Les observations que nous reproduisons ci-dessous
confirmeront, nous le croyons, l'opinion que nous
venons d'avancer.

1. *L. c.*, p. 78.
2. *Sem. méd.* l. c.

CHAPITRE III

Observation XIV de Hoecrtel [1]

(Chorée électrique de Dubini.)

(Résumée)

Fille de 14 ans fut effrayée par un cheval. L'auteur qui fut appelé le soir, la trouva dans l'état suivant : pouls petit et fréquent ; face pâle, œil droit plus contracté que le gauche ; secousses comme électriques, pénibles, anxieuses, mais non réellement douloureuses, à travers le bras droit, se répétant toutes les dix minutes. Respiration et température normales. Facultés intellectuelles intactes. La malade était silencieuse et plus morose qu'à l'ordinaire, gémissait souvent sans en indiquer les motifs. Le médecin diagnostiqua une affection grave de la moelle épinière. Pas de douleurs au niveau de la colonne vertébrale. Les secousses électriques de quelques secondes devinrent plus intenses plus fréquentes et s'étendirent à la jambe droite. Vesicatoires.

Le lendemain mêmes secousses ; état soporeux, commencement de surdité, lenteur dans les réponses ; pupille droite contractée ; pouls irrégulier.

Les secousses devinrent de plus en plus fortes et le coma plus profond. Le côté droit était complètement paralysé et 56-60 *heures après l'accident survint la mort.*

A l'autopsie congestion de la moelle épinière.

1. In Th. Par. Berland, 1880.

Observation XV de Henoch.

Guillaume St..... âgé de 11 ans, est amené à ma consultation le 26 mars 1866. Ce garçon habituellement bien portant souffre depuis environ quatorze jours de douleurs vives dans les membres et d'une *contraction brusque de la tête* survenant toutes les deux ou trois minutes et ne cessant que pendant le sommeil ; par le fait de cette secousse la figure regarde en haut et à gauche ; en même temps il existe quelquefois un *clignotement des deux yeux* et des mouvements convulsifs dans le pavillon de l'oreille gauche. La langue présente des mouvements vermiculaires; le cœur est sain ; la pression le long du rachis n'est pas douloureuse. Il n'existe pas le moindre symptôme d'une affection cérébrale. Seulement *dans le courant de l'année précédente, l'enfant à souffert pendant deux semaines d'un clignotement des deux yeux.* Dans ce cas, le bromure de potassium administré à doses croissantes pendant plus de quatorze jours ne produisit aucune amélioration et le malade ne s'est plus représenté à mon observation.

Observation XVI de Guertin.

(Résumée.)

Garçon de 9 ans et demie a été pris, il y a huit jours, des mouvements involontaires choréiformes. Début brusque.

Il a été toujours très remuant. *Avant cette époque* sa mère a observé *plusieurs tics constitués par des mouvements limités de l'épaule, des joues, du nez de la bouche etc.*

La mère est nerveuse et a eu des attaques d'hystérie.

Les mouvements dont l'enfant est atteint actuellement, sont parfaitement coordonnés et lui permettent de s'habiller, de boire, manger etc.

Le caractère propre du mouvement est celui d'un tic non douloureux. L'ensemble des contractions consiste en une projection de la tête en avant avec léger soulèvement des deux épaules et rapprochement des bras sur le tronc. Les mouvements dans un grand nombre de muscles : sterno-cleido-mastoïdien, les pectoraux, grand dorsal, grand rond, les deux deltoïdes etc. Chaque secousse ne dure qu'un instant, elle est brusque, rapide et semble être l'effet d'une décharge électrique. Ces secousses sont indépendantes de la volonté. Elles sont séparées par des intervalles toujours égaux environ de 10 secondes. Cessent pendant le sommeil.

Traitement par l'électrisation suivi de guérison.

Observation XVII de Berland
(Résumée)

Garçon de 8 ans. Sa mère était entrée à l'hôpital quelques jours auparavant ; l'enfant en avait eu beaucoup de chagrin. Il devint triste, maussade et, trois jours seulement avant celui où il fut amené dans le service, il fut pris de mouvements choréiques limités à la tête.

Dans les antécédents nous ne trouvons pas d'attaque de rhumatisme pas plus que de chorée.

Nous sommes en présence d'un enfant robuste et dont les mouvements choréiques revêtent la forme toute spéciale ; trois ou quatre fois par minute, la tête est violemment rejetée en arrière par une contraction brusque, saccadée des muscles du cou, qui semblent obéir à une véritable décharge électrique.

L'enfant est très souvent incommodé par ces mouvements incessants qui l'obligent à un véritable travail pour manger. Au moment ou il croit saisir les aliments avec ses lèvres, tout à coup survient une contraction qui lui tire très violemment la tête en arrière et l'empêche, par exemple de vider le verre qu'il approche de la bouche.

Les mouvements sont donc exclusivement limités à la tête ; il n'en existe, en effet, ni dans les membres supérieurs, ni dans les jambes, ils sont de plus tout à fait indépendant de la volonté, puisque quoi qu'il fasse, il ne peut les empêcher de se produire. Le moral du jeune malade en est même affecté; *il est inquiet et pleure facilement*. La langue n'étant pas agité de mouvements, la parole demeure facile.

La sensibilité est nette partout.

Les battements du cœur sont réguliers et l'auscultation ne révèle aucun bruit anormal.

En même temps que se manifestaient les premiers mouvements de la tête, c'est-à-dire trois jours avant son admission dans le service, apparaissait un *strabisme divergent de l'œil gauche*. La personne qui conduisait l'enfant était la première à nous le signaler ; il n'a pas cessé depuis. Il dure encore, aussi accusé qu'au moment de l'entrée, avec *un léger trouble de la vue. Diplopie* lorsqu'on fait regarder un objet placé à droite de l'enfant. *Administration de 0,75 de tartre stibié suivie de guérison immédiate.*

Observation XVIII de Tordens
(Résumée)

Fille de 7 ans. Père bien portant. Mère nerveuse. La malade a été prise soudainement des contractions, des secousses brusques, rapides ne durant qu'un instant et revenant par intervalles assez rapprochés. On constate que pendant l'accès, les épaules étaient soulevés et projetés en avant, que les mains et les avant-bras étant fléchis, les bras se rapprochaient du tronc par un mouvement brusque, saccadé. Ces contractions indépendantes de la volonté ressemblaient aux secousses produités par une décharge électrique. Elles se répétaient toutes les trois ou quatre minutes sans douleur. Onze jours après, sous l'influence du traitement bromuré on n'a plus constaté la moindre contraction. Mais environ six mois plus tard, l'enfant effrayé par un chien qui s'était jeté sur lui, commençiat à avoir des secousses plus fréquentes et plus fortes que la première fois. Elles retardent le sommeil. Elles se répètent environ toutes les minutes et ne sont plus limitées au cou et aux extrémités supérieures, mais elles occupent également les muscles de la face. De temps à autre, les extrémités inférieures sont le siège d'une contraction brusque et la petite tomberait si on ne la retenait pas. Un gramme de bromure de potassium a été ordonné et le surlendemain la fillette est absolument calme et les contractions ont complètement disparu. Plus tard, la malade n'a pas été revue

CHAPITRE IV

REVUE DES OBSERVATIONS. QUELQUES CONCLUSIONS

Comparant les observations publiées sous le nom de chorée électrique nous arrivons au même résultat que pour le paramyoclonus. Il est à peine nécessaire de dire que les observations de Dubini et de quelques auteurs italiens, dont les malades ne présentaient les convulsions musculaires électriques qu'à titre des symptômes cliniques dus à l'affection organique de l'axe cerebro-spinale, n'ont aucune analogie avec les cas de Berland, Guertin, Henoch et Tordeus. Mais les cas de ces derniers sont loin d'appartenir à une seule et même affection. Quant aux cas de M. *Henoch*, qui sont au nombre de quatre, deux d'entre eux nous semblent appartenir au tic convulsif. Et en effet le clignotement des yeux qui précédait l'affection, la predilection des secousses pour la tête et le cou nous paraissent plaider en faveur de notre supposition [1]. Pour les deux autres observations du même clinicien

---

1. Voir dans les observ. celle de Henoch

on pourrait les ranger à côté des cas de paramyoclonus,
et à ce propos Remak à la société de médecine berlinoise
disait : « il se peut que la forme de convulsions musculaires décrite par Friedreich sous le nom de paramyoclonus multiple ait des rapports avec la soi-disant chorée électrique. Il s'agissait aussi dans le cas Friedreich de
convulsion locale. » Cette opinion prouve au moins que
les cas de M. Henoch sont discutables au point de vue du
diagnostic et on aurait tort de baser sur eux une entité
morbide.

Les cas de M. *Guertin* et en particulier celui que nous
avons reproduit plus haut (observ. 16.) ressemblent à
s'y méprendre au tic convulsif, et l'observateur lui-même
dans sa description des mouvements s'exprime ainsi :
« le caractère propre du mouvement est celui d'un *tic
non douloureux.* » Du reste il s'agissait dans un de ses
cas d'un enfant qui a eu déjà auparavant plusieurs tics
constitués par des mouvements limités de l'épaule, des
joues, du nez, de la bouche etc. Or il est évident que
les convulsions « électriques » ultérieures n'étaient
qu'une récidive ou une modification du tic convulsif.
Nous en dirons autant du cas de M. Tordeus remarquable par les récidives, les convulsions, et par l'état nerveux de la petite malade.

En ce qui concerne les observations de MM. *Bergeron*
et *Berland* qui ont pour ainsi dire, crée la chorée électri-
(au moins en France) elles peuvent être aussi rapportées
au tic convulsif comme p. ex. le cas que nous avons em-
prunté à la thèse de M. Berland (obser. 17), ou bien, et

c'est plus probable, les convulsions qui les caractérisent ne sont que l'expression de l'hystérie. L'effet presque miraculeux des 0,75 centigrammes de tartre stibié et la guérison rapide ne peuvent-ils faire, soupçonner cette nevrose protéiforme. Le strabisme et la diplopie qui accompagnaient l'un des cas de M. Berland (obs. 17) sont là, pour plaider en faveur de cette supposition. « Nous rapprochons, dit M. Germain Sée, de ce type de chorée hystérique la chorée décrite par Bergeron.... l'un des enfants (atteints de cette affection) guérit en vingt minutes par l'électricté, l'autre par le tartre stibié. On ne verra rien de pareil dans la chorée. » M. le prof. Germain Sée prouve que les observations que nous analysons ne permettent pas de considérer la chorée électrique comme une maladie à part, mais bien comme un état convulsif ayant pour son substratum le plus souvent l'hystérie.

Mais quelquefois encore le symptôme convulsif en question peut faire penser à une lésion organique : c'est la persistance des spasmes malgré tous les moyens thérapeutiques mis en œuvre qui la faisait soupçonner. « La persistance du mal, dit M. Tordeus, ne devrait-elle pas être considérée comme un indice d'une lésion cérébrale dont les convulsions électriformes seraient une des manifestations les plus accentuées. » Cette remarque paraît être d'autant plus vraie qu'on connait des états nerveux graves analogues à ceux qui ont été vus par Dubini, dans lesquels les spasmes électriformes n'étaient en effet qu'un indice d'une lésion cérébro-spinale.

Nous nous permettons de faire suivre cette revue sommaire des faits de conclusions suivantes :

1° Quelque cas des spasmes musculaires qu'on a réuni sous le nom de chorée électrique peuvent être rapportés en partie au tic et en partie à l'hystérie.

2° Les cas de cette affection deviennent des plus en plus rares et la soit disant chorée électrique tend à se confondre avec les affections convulsives mieux définies.

CONSIDÉRATIONS GÉNÉRALES

Secousses musculaires choréiformes. — Chorée vulgaire. — Chorée hystérique. — Hémichorée. — Athétose. — Tic de Salaam.

Etiologie et pathogénie des trois affections.

La voie analytique que nous avons suivie jusqu'à présent nous a permis d'élucider certains côtés de la question et de formuler quelques conclusions qui se dédui-
sent logiquement de chaque partie de notre travail. Il
nous a semblé nécessaire de compléter cette analyse par
des considérations générales et d'envisager la question
dans son ensemble à côté de l'analyse des faits et des
différentes opinions.

Cette synthétisation s'est effectuée en partie déjà dans
le cours de cette étude, car en cherchant à différencier
les affections qui font le sujet de notre essai, nous avons
été amené au contraire à les rapprocher à trouver des
liens de parenté entre elles.

En effet le tic convulsif, le paramyoclonus et la soi-
disant chorée électrique appartiennent à la catégorie des
syndromes convulsifs, qui a pour caractère commun les
contractions anormales et involontaires, les *secousses
musculaires*. On rencontre, il est vrai, ce phénomène convulsif dans d'autres affections aussi. M. le professeur

Grasset [1] divise les secousses musculaires en deux catégories. Dans la première il fait entrer les secousses se produisant dans les mouvements volontaires comme dans l'ataxie locomotrice, par exemple, dans la seconde celles qui se produisent au repos, comme dans la chorée C'est bien à ce groupe qu'appartiennent les affections qui nous occupent : les mouvements anormaux qui les caractérisent ont été qualifiés d'adjectif choréiformes, bien qu'ils différent absolument de ceux qui accompagnent *la chorée vulgaire*. Les secousses musculaires de cette dernière maladie donnent lieu à des mouvements involontaires incoordonnés et incohérents qui se succèdent sans aucun ordre pendant une période assez longue et aux gesticulations bizarres et « illogiques », comme dit M. Charcot, qui donnent à la maladie sa physionomie particulière. Rien qu'à voir le malade lorsqu'il exécute ses mouvements pour porter le verre à la bouche ou lorsqu' « il verse brusquement le liquide dans sa bouche comme ferait un jongleur pour amuser les spectateurs » (G. Sée.), suffit pour se prononcer sur la nature de la maladie et apprécier les différences qui existent entre elles et nos affections.

Il y a d'autres espèces morbides encore qui font partie de cette deuxième catégorie de M. Grasset. Nous ne dirons qu'un mot de la *chorée rythmique* qui, abstraction faite des stigmates hystériques, donne un caractère particulier aux mouvements dans leur cadence et rythme. Le malade tape du poing comme s'il voulait mouvoir un

1. Grasset, *Arch. de neurologie,* 1890.

marteau (ch. malléatoire); ou bien il exécute des mouvements de tête, des mouvements de danse (ch. saltatoire
ou rotatoire) réguliers et rythmés qui ont été appelés par
M. Jaccoud les *spasmes rythmiques*.

Nous mentionnons simplement *l'hémichorée*, sympto-
matique d'une lésion organique et *l'athétose* avec ses
mouvements des doigts très lents et de grande amplitude
qui se rencontrent surtout chez les dégénérés, et enfin
ces déplacements antero-postérieurs de l'extrémité cé-
phalique que les pathologistes anglais et allemands ont
décrit sous le nom de spasme nutans, de salutation convulsive de *tic de Salaam* ». (Descroizilles [1]) qui n'est en
somme qu'une variété du mal comitial, avec l'aura ini-
tial, avec perte de connaissance etc.

Toutes ces affections que nous venons d'énumérer, bien
qu'elles appartiennent au point de vue des secousses
« choréiformes » au même groupe que le tic, le paramyoclonus et la « chorée électrique », s'en séparent
néanmoins par les caractères particuliers des secousses
et par la mode de déplacements involontaires qui en ré-
sultent.

La nature identique des secousses dans les trois affections qui nous occupent permet de les détacher de cette
deuxième catégorie de M. le prof. Grasset et former une
subdivision clinique.

Dans nos affections en effet, la secousse musculaire
qui constitue leur symptôme fondamental, si non unique,
présente les caractères suivants : elle est soudaine, brus-

1. Descroizilles.

que, rapide, comparable à la décharge électrique, intermittente, se répétant de temps à autre par séries et avec un certain rythme. Les déplacements involontaires qui la suivent sont des mouvements coordonnés, « systématisés en ce sens qu'ils reparaissaient toujours les mêmes chez un même individu et de plus, fort souvent au moins, en les exagérant cependant, ils reproduisent certains mouvements automatiques d'ordre psychologique appliqué à un but. (Charcot)» [1]. Ce n'est pas seulement dans les symptômes convulsifs que repose la parenté de nos affections. Leurs liens sont plus intimes, et plus sûrs : nous les trouvons dans les causes prédisposantes, dans l'étiologie et dans la pathogénie. C'est l'état nerveux du sujet, son impressionnabilité particulière, la lipémanie, la mélancolie qui préparent souvent le terrain aux manifestations convulsives. La peur, les impressions subites, les émotions vives, les traumatismes sont autant de moments étiologiques de leur apparition. Mais quant à la pathogénie il faut faire une petite distinction Nous rappellerons ce que nous avons déjà dit à propos de chaque affection en particulier.

Le tic convulsif des enfants ne constitue que la première période de la maladie des tics convulsifs, qui, aujourd'hui est considérée comme une entité morbide ; sans y insister, nous dirons pourtant que probablement

---

1. Ce que dit M. Charcot à propos des mouvements des tiqueurs peut être appliqué, aussi comme nous l'avons déjà vu, au paramyocl. et à la chorée électr.

dans le domaine de la psycho-pathologie qu'il faudrait
chercher la pathogénie de cette affection. M. Charcot cite
à ce propos les paroles de H. Spencer : « la représen-
tation mentale d'un acte c'est déjà l'acte qui s'accomplit
ou plutôt qui est sur le point de s'accomplir ; si vous
vous retenez il n'y a qu'un acte pensé ; mais on ne peut
se retenir qu'à condition que le moi, c'est-à-dire la volonté, l'intelligence et le jugement soient intacts ; dans
le cas contraire l'action suivra la pensée de près [1]. »

Quant à la chorée électrique qu'au cours de cette
étude nous avons souvent qualifié du nom affection,
sans vouloir pourtant la considérer autrement qu'une
manifestation convulsive épisodique, il nous semble que
les cas qu'on y a attaché doivent se rapporter en partie
au tic convulsif et en grande partie à l'hystérie. Et c'est
dans cette névrose protéiforme qu'il faut chercher la
vraie pathogénie du phénomène en question. » La seconde (chorée de Bergeron) n'est pas plus que la première
(chorée de Dubini) une chorée, c'est une manifestation
de l'hystérie ou du nevrosisme, caractérisée par des spasmes rythmiques » conclut M. Germain Sée [2].

Pour le paramyoclonus les cas qui s'y rattachent,
avons-nous dit, doivent être divisés en plusieurs groupes mais au point de vue de la pathogénie, cette manifestation convulsive dérive, pour la plupart de l'hystérie
et de la neurasthénie, certains auteurs sont également de
cet avis.

1. Charcot. *Sem.*, *Méd.*, 886.
2. *L. c.*

Moebius s'étonne pourquoi les auteurs s'efforcent de séparer le paramyoclonus de l'hystérie ou de l'hystéro-traumatisme. Il voit dans la disparition brusque des symptômes tantôt par un, tantôt, un autre moyen par la confirmation des rapports étroits entre le paramyoclonus et l'hystérie. MM Lemoine et Lemaire incriminent surtout la neurasthénie, nous nous rangeons plutôt de leur côté, puisque en effet on rencontre en lisant les observations, relatives à l'affection, à côté des phénomènes convulsifs paramyocloniques « des stigmates neurasthéniques » très accusés, et puisque on sait d'autre part, que la maladie de Béard, dégagée du chaos de l'ancien nervosisme et considérée, aujourd'hui comme une entité morbide, peut donner lieu aux spasmes et aux secousses musculaires. Peut-être trouvera-t-on un jour que les convulsions paramyocloniques dérivent directement de la neurasthénie à l'instar de certains troubles de motilité comme par exemple les spasmes malléatoires, rotatoires, vibratoires etc. qui puisent leur existence et trouvent la raison d'être dans l'hystérie.

Quoiqu'il en soit ces deux névroses protéiformes engendrent directement ou par la voie de l'hérédité les manifestations convulsives qui font l'objet de notre travail. C'est leur souche commune dont on ne saurait pas les détacher sans oublier que « l'étude des maladies, comme remarque très bien M. Déjerine [1], n'est point en effet, uniquement objective ; elle consiste aussi dans

---

1 Déjerine, *L'hérédité dans les mal. du syst. nerv.*, introduction.

la recherche des causes qui les engendrent, dans l'é-
tude des relations qu'elles peuvent affecter entre elles,
dans l'analyse des modifications qu'elles exercent les
unes sur les autres. »

CONCLUSIONS PRINCIPALES

1. *Le tic convulsif* qui frappe les enfants est un tic simple, sans troubles psychiques, qu'on pourrait appeler le tic convulsif des enfants, par opposition à la maladie des tics convulsifs des adultes.

2. Il existe une différence clinique entre les deux formes du tic ; autant que le diagnostic de la maladie des tics convulsifs est facile à faire, celui du tic convulsif des enfants se prête aux confusions avec le paramyoclonus et la chorée électrique.

3. *Paramyoclonus multiplex* est un syndrome commun à plusieurs affections.

4. Les cas publiés sous ce nom peuvent être divisés en plusieurs groupes, mais pour la plupart les manifestations convulsives paramyocloniques sont sous la dépendance de l'hystérie et plus souvent encore de la neurasthénie qu'on pourrait peut-être considérer comme cause provocatrice du paramyoclonus.

5. Le diagnostic différentiel du paramyoclonus avec le tic convulsif n'est possible que dans quelques cas types.

6. Quelques cas de spasmes musculaires qu'on a réuni sous le nom de *chorée électrique* doivent être rapportés en partie au tic convulsif et en partie à l'hystérie.

7. Les cas de cette affection deviennent de plus en

plus rares et la soi-disant chorée électrique tend à disparaitre et à se confondre avec des affections convulsives mieux définies.

8. Les trois affections convulsives qui nous occupent ne sont que des syndromes cliniques qui se confondent le plus souvent tant au point de vue seméiologie qu'au point de vue d'étiologie et de pathogénie.

Leurs liens de parenté sont très étroits. Leur souche commune c'est l'hystérie et la neurasthénie.

BIBLIOGRAPHIE

BERLAND. — *Traitement de la chorée dite électrique par le tartre stibié*, Th. Paris, 1880.

BRISSAUD. — *Le spasme saltatoire et l'hystérie*. Arch. gén. méd. 1890.

CHARCOT. — *Les tics*. Leçons du mardi 1887-88.

— *De la chorée rythm. hystérique*. Leçons sur les maladies du syst. nerveux, t. I.

CHARCOT. — *Athétose* T. II, ibid.

— *Tics convulsifs*, leçons du mardi 1888-89.

— *Des tics et des tiqueurs*. Ann. méd. chir. franc. et étrang. 1889.

CHARCOT. — *Hystérie et tics* Semaine méd. 1886.

CADET DE GASSICOURT. — Tr. clin. des mat. de l'enf. t. II, p. 225 et suiv.

COLANERI. — *Sur les secousses musculaires*. Th. Paris, 1884.

CHAUVREAU. — *Les tics coordonnés*. Th. Bordeaux, 1888.

CATROU. — *Maladie des tics convulsifs*. Th. Paris, 1890.

DESCROIZILLES. — *De quelques cas des tics convulsifs*. Rev. mens. des maladies de l'enfance, 1890, t. VIII.

DESCROIZILLES. — *Du vertige épileptique et du tic de Salaam chez les enfants*. Semaine méd. 1886.

DEJERINE. — *L'hérédité dans les maladies nerveuses*. Th. d'Agreg., 1886.

DANA. — *Chorée, tics convulsifs et spasmes hystr*. N. Y. méd. Récord, 1887 3/12.

FARGE. — *Le syndr. mal. de Friedreich. myoclonie*. Gazette hebd. 1890.

FALDELLA. — *Pariamyoclonus mult.* Rev. de Hayem, 1891.

Filetti. — *Un caso di paramyoclono fibrilare multiple*. Rev. Hayem, 1888.

Gilles de la Tourette. — *Étude sur une affection nerveuse caractérisée par de l'incoordination motrice etc.* Arch. de neurologie, 1885.

Gilles de la Tourette. — Arch. de neurologie, 1884, p. 68.

Guinon. — Rev. de méd. 1886, p. 50.

— *Sur la maladie des tics conv.*

— Dict. de chambre, art. *tic.*

— *Rev. de méd.* 1887, p. 50). — *Tic conv. et hystérie.*

— *Gazette des hop.* 1887, p. 949. — *Diagn. des chorées.*

Guertin. — Th. Paris, 1881. — *D'une névrose conv. et rhyth. chorée élect.*

Grasset. — *Arch. de neurol.* 1890, p. 27. — *Mal. des tics conv. et tremblen.ent.*

Horcholle. — Th. Paris, 1887. *Chorée rythmée.*

Henoch. — *Sem. méd.* 1883, p. 350. — *Chorée électrique.*

Homen. — *Szmidt's Jahrb*, 1888, t. 217, p. 147. — *Arch. de neur.* 1887, *Paramyoclonus.*

Joffroy. — *Prog. méd.*, 1885, p. 437, 480. — *Nature et trait. chorée.*

Jumon. — *France méd.*, 1889, p. 758, 762. — *Le Param. mult.*

Jaccoud. — Gazette des Hôp., 1886, p. 1185. — *Des impuls. locom. syst. spasd. rythm.* — Leç. de clin. méd. Laribois., 1883, p. 269. — *Leç. de clin. méd. de la Charité,* 1867, p. 485, 91.

Kny. — *La forme de mal. voisine du paramyocl. mult.* Arch. für. psych., 1888.

Lannois. — *Th. Agrég.*, 1886. — *Nosographie des chorées.*

Leclerc et Royer. — *Rev. de Méd.*, 1887, p. 132.

Le Gendre — *Rev. pr. d'obse. et d'hyg. de l'enf.*, 1888, p. 213, 243. — *Diagn. et trait. des conv. enf.*

Letulle. — *Dict. Jaccoud.* — *Art. Tic.*

LEMOINE et LEMAIRE. — Rev. de méd., 1889 et 1890. — *Du Paramyocl. mult.*

LEMAIRE. — Th., Lille, 1889. — *Du param. mult.*

LE GENDRE. — *Un. méd.*, 1885, p. 109, t. 40. — *Malad. de la Gilles de la Tourette.*

LANDOURY. — *Sociét. de biologie,* 1873.

MARIE. — Progr. méd., 1886, n° 8 et 12. — *Paramocl. mult.*

MARINA. — *Arch. für Psych.*, 1888, t. XIX. — *Paramyoclonus mult.*

MOEBIUS. — *Szmid's Jabrb.*, 1888, t. 217, p. 148. — *Remarques sur le paramyocl. mult.*

MORVAN. — *De la chorée fibrillaire.* — *Gazette hebd.*, 1890.

OPPENHEIM. — *Paramyocl. mult.* — *Berl. méd.*, Woch., 1887.

RILLEZ et BARTHEZ. — *Maladie des enfants,* t. II, p. 569.

REMAK. — *Paramyocl.,* etc. — *Arch. für Psych.*, 1884.

DE RANSE. — *Tics convulsifs.* — *Union méd.*, 1888.

RIBOT. — *Maladies de la volonté.*

SÉE G. — *Chorée rythmique.* — *Mémoires de l'Académie de méd.*, 1850, p. 463.

Pseudo chorées rythmiques, spasmes toniques et tics. — *Semaine méd,* 1884.

STEINER. — *Compendium des malad. des enf.* — *Art. chorée électr.*, p. 171.

SPRING. — *Symptomatologie,* t. Ier, p. 705 et suiv.

SZULTZE. — *Paramyocl. mult.* — *Neurot. Centralb.*, 1886.

SEELIGUMULLER. — *Param. mult.* — *Deutch. méd. Woch.,* 1886.

STEWART. — *Observ. Paramyocl.* — *Rev. Hayem,* 1891.

TROUSSEAU. — *Tic non douloureux. Clinique méd. de l'Hôtel-Dieu,* 1868, t. III.

TORDEUS. — *Électrolépsie. Journal de méd. de Bruxelles,* 1883.

VANLAIR. — *Des myoclonies rythmiques.* — *Rev. de méd.*, 1889.

ZICHEN. — *Paramyocl. mult.* — *Arch. für Psych.*, 1888.

TABLE DES MATIÈRES

Paris. — Imprimerie de la Faculté de Médecine, Henri Jouve, 15, rue Racine.

Paris. — Imprimerie de la Faculté de Médecine, Henri Jouve, 15, Rue Racine.